Ute St. Jean • Barbara Spachtholz

Wirbelsäulen-Gymnastik, die hilft

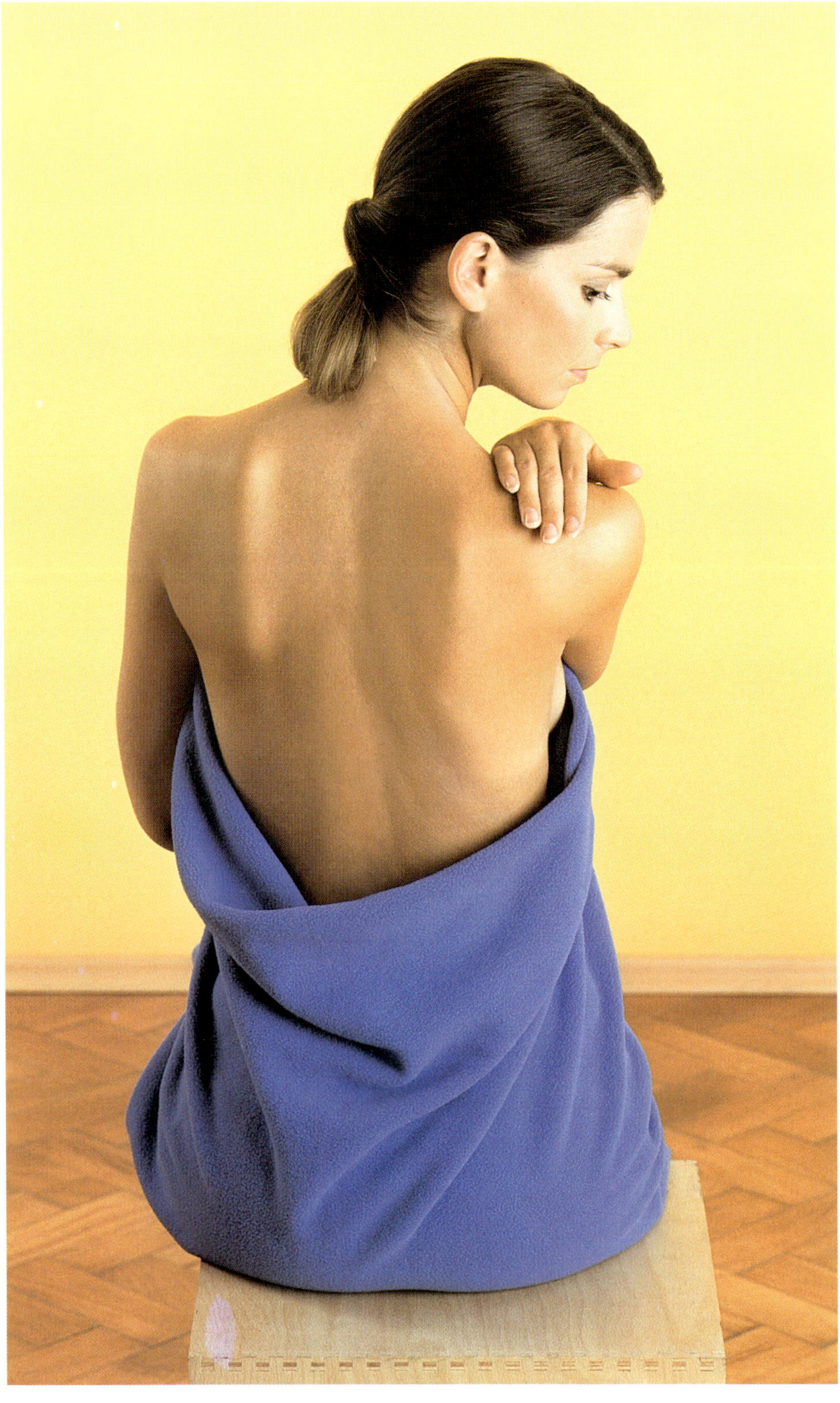

Ute St. Jean • Barbara Spachtholz

Wirbelsäulen-Gymnastik, die hilft

Fit für den Tag durch Gymnastik, Atemtraining und Entspannung

Wir danken Herrn Dr. Fischer
für seinen Beitrag zu diesem Buch und
seine medizinische Beratung.

Weltbild

Inhalt

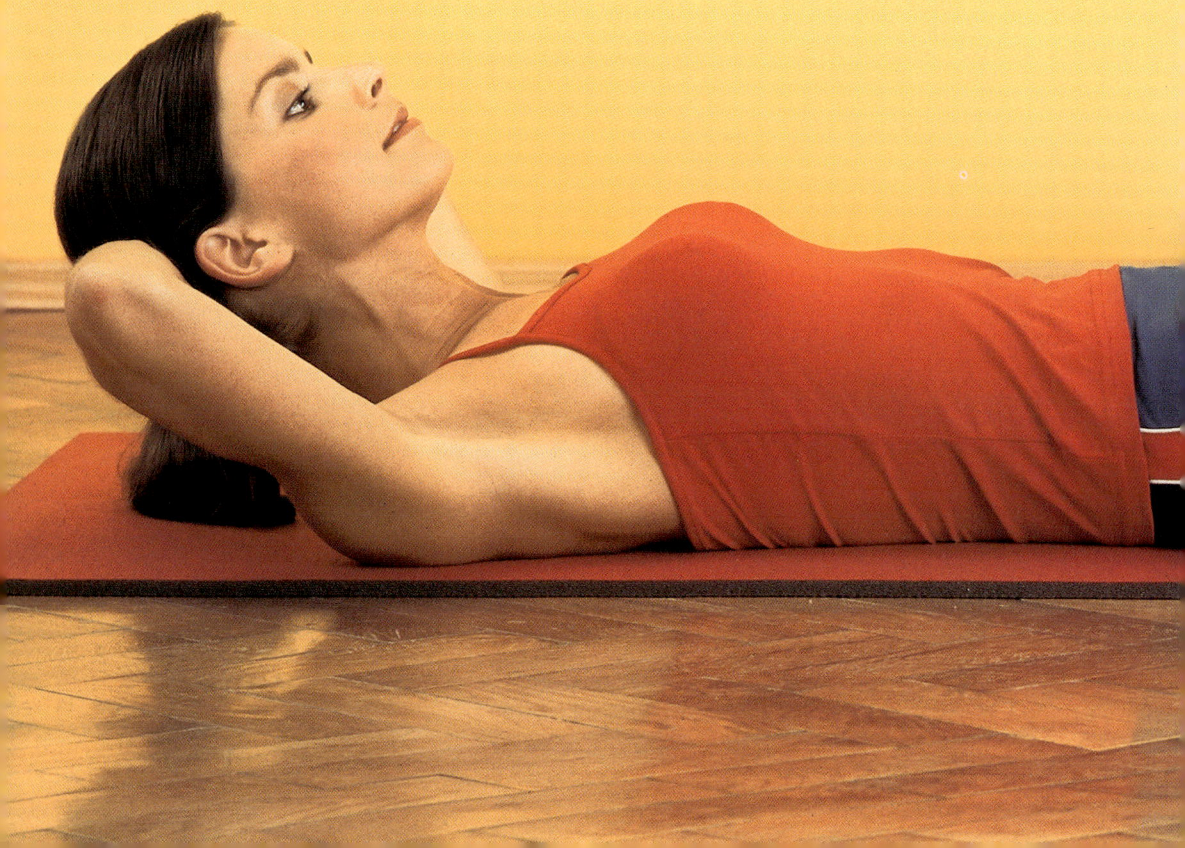

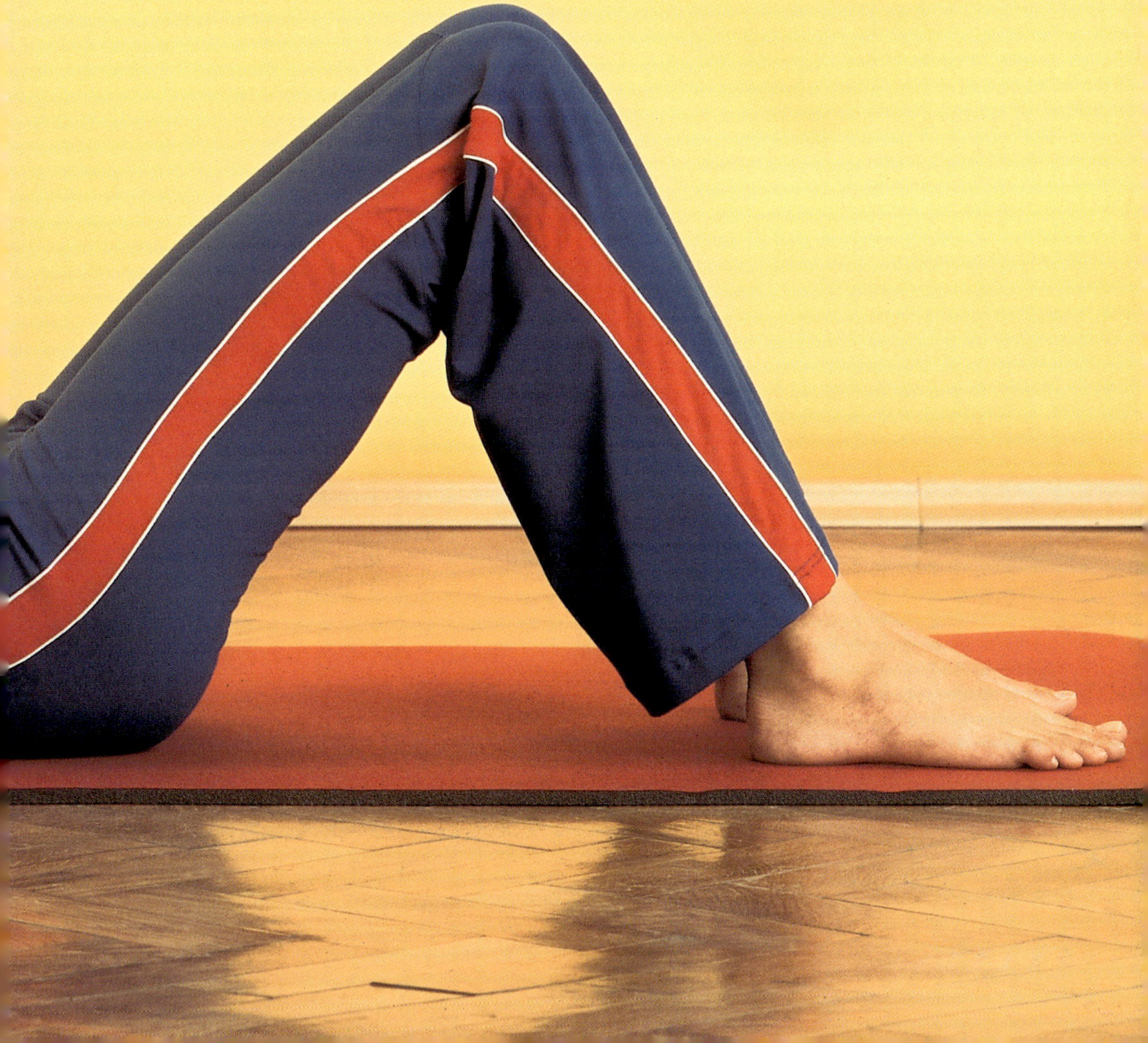

Einführung

Rückenschmerzen haben an Häufigkeit in den letzten Jahrzehnten enorm zugenommen. Zahlreiche Statistiken belegen, dass jeder zweite oder dritte Bundesbürger oder sogar 80 Prozent der Bevölkerung über 60 Jahre schmerzvolle Erfahrungen mit seinem Rücken macht. Somit ist inzwischen die gymnastische Schulung der Rückenmuskulatur in den Vordergrund der Behandlung, insbesondere statisch bedingter Störungen und ihrer Prophylaxe getreten. Es ist deshalb besonders verdienstvoll, wenn zwei erfahrene Gymnastiktherapeutinnen wie Barbara Spachtholz und Ute St. Jean ihr Wissen weitergeben und allgemein zugänglich machen.
Die Ursachen der Rückenschmerzen sind vielfältig und bedürfen der ärztlichen und röntgenologischen Klärung zum Ausschluss organisch bedingter Schäden. Die Großzahl der Beschwerden liegt jedoch im Bereich zivilisationsbedingter und damit funktioneller Störungen. Der Zweck dieses Buches ist: das Wissen um die Möglichkeiten einer speziellen Gymnastik zu erweitern und dem Leser die Möglichkeit zu bieten, sich Informationen und Anregungen zu holen, wie sich Rückenschmerzen mit Hilfe gezielter Übungen lindern beziehungsweise von vornherein vermeiden lassen.

Dr. Hans-Karl Fischer
Lehrbeauftragter der TU München und der Universität Passau

Rücksicht auf den Rücken

Probleme mit der Wirbelsäule – wer kennt sie nicht? Nahezu jeder Erwachsene kennt Verspannungen und Rückenschmerzen aus eigener Erfahrung. Vor der Technisierung unserer Arbeitswelt hatten in erster Linie Menschen in Berufen mit hoher körperlicher Belastung Wirbelsäulenprobleme und die damit verbundenen Schmerzen. In unserer Zeit hat sich dieses Leiden zur Volkskrankheit Nummer eins entwickelt. Hauptursache ist heute jedoch nicht mehr die körperliche Arbeit, sondern die Dauerbelastung, die sich aus falscher Haltung, vielem Sitzen und zu wenig Bewegung ergibt. Auf der einen Seite fordert eine hohe Arbeitsbelastung eine gute körperliche und geistige Kondition, auf der anderen Seite werden wir durch die zunehmende Spezialisierung in unseren Tätigkeiten oft nur einseitig muskulär gefordert.
Durch die Technik, ohne die wir uns unseren heutigen Haushalt gar nicht mehr vorstellen können, wird diese einseitige Belastung sogar noch gefördert. Wir schlittern geradezu hinein in eine muskuläre Dysbalance (ein gestörtes Gleichgewicht), bedingt durch fehlende Bewegung und einseitige, minimale muskuläre Beanspruchung.
Unser Organismus entwickelt ein ganz natürliches Schutzsystem, wenn er hohen, stressreichen Anforderungen ausgesetzt ist, ohne dabei den entsprechenden seelischen, sozialen und körperlichen Ausgleich zu haben.

Denn geschieht dies regelmäßig, stellen sich bei längerer Einwirkung von Fehlbelastungen Beschwerden unterschiedlichster Art ein. Sowohl der Bewegungsapparat als auch die Funktionsfähigkeit der inneren Organe werden stark beeinträchtigt. Es folgen funktionelle Störungen, die sich durch Schmerzen äußern.

Frühzeitig beginnen

Eines der ersten Organe in unserem Körper, das sich mit den Jahren deutlich verändert, ist die Wirbelsäule. Bereits ab 40 Jahren können bei vielen Menschen degenerative Veränderungen festgestellt werden.
Jahrelang können wir allerdings beschwerdefrei bleiben. Junge Menschen sind da besonders unempfindlich. Selbst dann, wenn der Arzt schon an Muskel- und Bindegewebsverspannungen und Bewegungseinschränkungen das zukünftige Krankheitsbild erkennt, fühlen sie sich noch topfit. Jedoch werden sich bei nicht rechtzeitiger Behandlung die Rückenschmerzen mit Sicherheit einstellen. Vorbeugen ist besser als heilen, sagt schon ein altes Sprichwort. Die Wirbelsäule, das Rückgrat unseres Körpers, ist zwar robust, und wir besitzen ganz außerordentliche Fähigkeiten zur Regeneration, doch eine frühzeitige Vorbeugung schützt uns vor Rückenerkrankungen.
Eine gesunde und kräftige Muskulatur ist die Voraussetzung, dass wir die körperlichen Anforderungen, die an unseren Körper gestellt werden, gut bewältigen können. Es ist deshalb notwendig, dass wir dem Körper jede sich bietende Möglichkeit zur körperlich richtigen Aktivität geben.

Deshalb: Bewegen Sie sich!

Wer nur noch sitzt – bei der Arbeit am Schreibtisch, nach Feierabend vor dem Fernsehgerät, zwischenzeitlich am Steuer seines Autos –, der schadet seiner Wirbelsäule gleich mehrfach. Bewegungsmangel lässt die Muskulatur, die die Wirbelsäule aufrecht hält, erschlaffen, und damit verliert der Mensch auch die aufrechte Haltung. Deshalb müssen und können wir etwas dagegen unternehmen. Der immer größer werdende Freizeitraum lässt sich für unsere körperliche Fitness nutzen. Bewegung und Sport werden zum freiwilligen und aus gesundheitlichen Gründen zum unbedingt notwendigen Ersatz für das früher bewegungsreichere Alltagsleben. Leistungsfähige Muskeln brauchen eine aktive, isometrische Grundspannung, die man ganz bestimmt nicht erhält, indem man nur sitzt, sondern erst, wenn man aufsteht und sich tatsächlich bewegt.
Dann erhält der Organismus – auch das Gehirn – eine ganz andere Durchblutung, die wiederum für Aktivität im gesamten Körper sorgt. Die Folge ist: Abbauprodukte können besser abtransportiert werden, und die Sauerstoffversorgung wird erheblich verbessert.

Ohne Bewegung leben wir gefährlich

Nun ist jeder von uns für seine Gesundheit selbst verantwortlich. Wir sind sozusagen der »Produzent« unseres Zustandes. (Also nicht der »Konsument«, der passiv darauf wartet, dass ihn die Therapeuten gesund machen.) Man muss sich nur einmal einen Ruck geben. Selbst bei schon bestehenden Schädigungen der Wirbelsäule gibt es viele Möglichkeiten, sich gesund zu bewegen, wie Sie in unserem Übungsteil sehen und bei den Übungen auch spüren werden. Es ist unendlich wichtig, den Einstieg in ein Bewegungstraining zu finden – und wenn es morgens im Schlafzimmer ist, nur für ein paar Minuten, bevor Sie aufstehen. Ihre Wirbelsäule wird es Ihnen danken!

Bei Körperübungen werden die Gelenke bewegt, die Muskeln und Sehnen gedehnt. Damit kommt die Durchblutung in Gang, die auch gleichzeitig einen psychologischen Effekt hat: Wer sich körperlich bewegt, gewinnt nicht nur körperliche, sondern auch geistige Frische. Man spricht ja auch von der geistigen Beweglichkeit. Aus der Bewegung kann der Mensch immer wieder neue Kraft schöpfen – sein ganzes Wohlbefinden ist davon abhängig. Bewegung ist gleichzusetzen mit Lebensfreude – sie ist das Ja zum eigenen Körper, das Ja zum Leben. Die Bewegung hilft, ein Gefühl für die Energie und für den Körper zu entwickeln, eine Balance zwischen Körper und Seele zu finden. Gesundheit ist keine Ware, die man sich aus dem Regal nehmen und kaufen kann.

Steigern Sie Ihr körperliches und seelisches Wohlbefinden!

Viele Störungen unseres Körpers sind auf schwelende Konflikte im geistig-seelischen Bereich zurückzuführen: Ärgernisse und Ängste lösen Verspannungen aus, Zweifel machen kraftlos. Sorgen können lahm legen, und manches, was uns widerfährt, ist nicht leicht zu verdauen und liegt uns schwer im Magen. Unser Körper drückt aus, was in seinem Inneren geschieht, er spiegelt unsere innere Befindlichkeit wider. Einfach formuliert heißt das, die innere Gemütsverfassung ist zugleich die körperliche Verfassung. Moderne Mediziner und Psychologen empfehlen deshalb im Alltagsstress stehenden Menschen aktive, gezielte Bewegung und machbare Entspannung.

An den alten Traditionen der Inder oder Chinesen lässt sich beobachten, dass bestimmte Körperübungen und Atemtechniken sich positiv auf unsere körperliche Verfassung und unsere Stimmung auswirken. So entstand eine Reihe von Methoden, die dem ganzen Menschen helfen können, in der heutigen Zeit mit mehr qualitativer und quantitativer physischer und psychischer Energie besser zu leben. Mithilfe von kraftvollen Bewegungsabläufen und zell- und drüsenaktivierenden Übungen können Sie Kraft und Energie steigern, damit Ihr Rücken mehr Stabilität bekommt und sogar unerwünschte Polster verschwinden. Tun Sie etwas dafür, um sich gesünder und wohler zu fühlen, damit Sie Freude an Ihrem Körper, Ihrer Leistungskraft und Lebendigkeit haben!

Fördern Sie Ihr Stehvermögen!

Mit beiden Beinen im Leben stehen erfordert Kraft und Durchhaltevermögen. Gerade das fehlt uns, wenn wir uns vom Alltagsstress überfordern lassen, die Schultern- und Nackenmuskeln bereits am frühen Morgen schmerzen, der Rücken sich eher steif als flexibel bewegt und unsere Stimmung in den negativen Bereich rutscht. Sicheres Stehvermögen, den eigenen Standpunkt finden und ihn auch kraftvoll zu vertreten sind die Ergebnisse der nachfolgenden Übungen; allerdings nur dann, wenn Sie diese Übungen in Ihren ganz normalen Alltag integrieren.
Für eine aufrechte Haltung benötigen Sie nicht nur die Wirbelsäule. Die bedeutendste Funktion für die aufrechte Haltung hat die Rumpfmuskulatur. Je besser der Trainingszustand der Rumpfmuskulatur ist, umso besser ist auch Ihre aufrechte Haltung, und umso leichter fällt Ihnen der lange Tag im Büro. Ist die Rumpfmuskulatur in einem schlechten Zustand, wird sie bei längeren Sitzperioden völlig überfordert und drückt ihren Unfrieden durch Schmerzen aus.

Vermeiden Sie die allzu relaxte Haltung!

Chronische Rückenschmerzen haben oftmals ihre Ursachen in schlechten Haltungsgewohnheiten. Dabei haben Sie häufig keine Wahl, denn nicht immer sind Sie in der Lage, die Bedingungen am Arbeitsplatz zu verändern. Die Folge sind Haltungsfehler, die zu einer erhöhten Belastung am Bewegungsapparat und zu einer Überforderung der Haltemuskulatur führen. Einseitige und langanhaltende Körperstellungen führen zu steifen, schmerzenden Muskeln und Gelenken. Selbst wenn Sie körperlich nicht zu schwer arbeiten, so leistet Ihre Wirbelsäule und die stabilisierende Rumpfmuskulatur Schwerarbeit.

Machen Sie mit!

Lernen Sie, mit Ihrem Rücken umzugehen. Lernen Sie, ihn durch rückenfreundliches Verhalten und eine optimale Arbeitsplatzgestaltung sowie durch ausreichende Entspannung und Bewegung zu schonen. Und lernen Sie, wie Sie Ihren Rücken durch Wirbelsäulengymnastik, gezielte Muskelstärkung und Haltungstraining stabilisieren können. Wenn Sie intensiv üben, werden auch Sie bald zu den glücklichen Menschen gehören, die keine Probleme mit ihrer Wirbelsäule haben. In diesem Sinne wünschen wir Ihnen viel Erfolg!

Barbara Spachtholz und Ute St. Jean

Die Wirbelsäule und die Ursachen von Rückenschmerzen

Die Wirbelsäule ist das Organ der typisch menschlichen Haltung und einer »zentralen Stromversorgung«. Sie beinhaltet und schützt die Fortsetzung unseres Gehirns, nämlich das Rückenmark und seine Häute.

Der Aufbau der Wirbelsäule

Zahlreiche Bänder und Muskeln sorgen für den Zusammenhalt der Wirbelsäule, der Zwischenwirbel oder Bandscheiben, die als so genannte »Pufferzonen« für Elastizität in diesem knöchernen Gefüge sorgen und für die Größe des Menschen im Tages- und Lebenslauf verantwortlich sind. Wir unterscheiden an der Wirbelsäule vier Etagen: zwei bewegliche, die Halswirbelsäule und Lendenwirbelsäule, und zwei starre, nämlich die Brustwirbelsäule und das Kreuzbein mit Becken. Die starren Teile der Wirbelsäule bewahren und schützen die darunter liegenden Organe. Im Allgemeinen hat der Mensch 24 Wirbel oder wirbelähnliche Knochen.

Die Wirbel

Der Aufbau der einzelnen Wirbelkörper mit Rückenmarktunnel, Seitenflügel und Dornfortsätzen ist vor allem von seiner Funktion her zu verstehen, und da sind vorwiegend Schutzfunktionen für das Rückenmark und gegen Überdrehungen der Wirbelsäule nach der Seite und nach hinten zu nennen. Zwischen den Wirbelkörpern liegen die Zwischenwirbelscheiben, darüber die Austritte von Nerven und Gefäßen. Die Nerven sorgen in der Peripherie für den Strom in der Muskulatur und deren Aktivierung; die in der Nähe des Rückenmarks verlaufenden

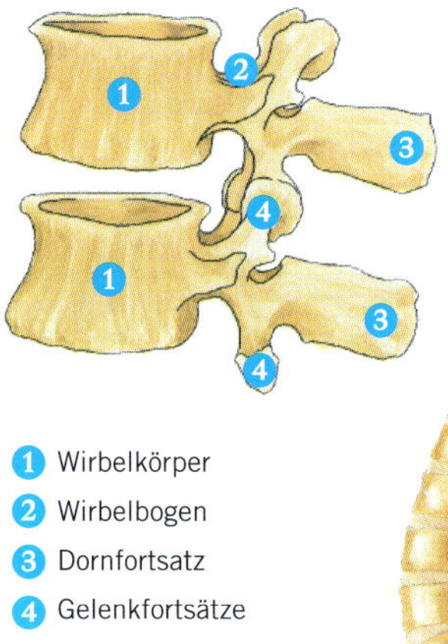

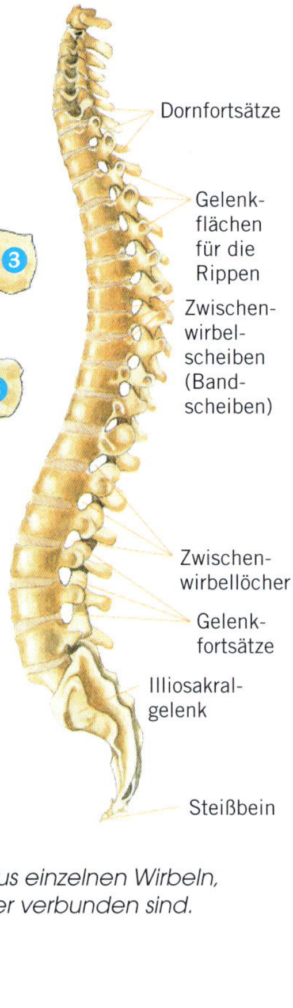

Die Wirbelsäule besteht aus einzelnen Wirbeln, die beweglich miteinander verbunden sind.

Gefäße haben meist mit der Versorgung des Rückenmarks und seiner Häute zu tun.

Die Muskeln

Für die Aufrechthaltung der Wirbelsäule ist vor allem der große lange Rückenmuskel verantwortlich, der von Beckenhöhe bis zur Halswirbelsäule reicht. Das Kreuzbein und seine Umgebung werden durch Muskeln und Bänder zusammengehalten. Zu nennen sind hier noch zwei empfindliche, aber sehr wichtige Muskelgruppen zwischen Halswirbelsäule und oberem Teil der Brustwirbelsäule, nämlich der Trapezmuskel und die Schulterheber. Sie bestimmen nicht nur unsere Schultersilhouette, sondern reagieren auch auf seelische Konflikte, weshalb man sie in Fachkreisen als »psychische Kennmuskel« bezeichnet. Eine weitere Gruppe von psychischen Kennmuskeln liegt im Lumbalbereich mit der Anspannung des Kreuzes, das bekanntlich nicht nur die Prädilektionsstelle der Bandscheibenschäden ist, sondern auch bei psychischen Belastungen schnell mit Schmerz reagieren kann.
Wichtig ist es auch zu wissen, dass sich von Wirbel zu Wirbel und von Rippe zu Rippe so genannte Kleinmuskeln ziehen, die eine besondere Bedeutung bei Seit- und Vorwärtsdrehungen der Wirbelsäule haben. Sie können durch Zivilisationsschäden ihren normalen Tonus verlieren und zu erheblichen Schmerzen führen.

Die Wirbelsäule wird von vorn durch die geraden und schrägen Bauchmuskeln stabilisiert, der Tonus wird vom Rückenmark bestimmt.

Zur Diagnostik

Abschließend ein paar kritische Worte zu der Unvollkommenheit der Betrachtungsweise der Wirbelsäule: Sie führt in der Routinediagnostik oft ein Aschenputteldasein, das mit Tabletten, Injektionen, Einreibungen und Bestrahlungen behandelt wird. Röntgenbilder und deren Diagnosen sind mehr als Schutzmaßnahmen für Arzt und Patient zu sehen und zum Ausschluss entzündlicher und bösartiger Erkrankungen gedacht. Die röntgenologischen Veränderungen zeigen lediglich die Knochenstruktur und haben keinen Bezug zu der Art der Schmerzen, da Sehnen, Bänder, Nerven und Gefäße dabei nicht dargestellt sind.

Ursachen der Rückenschmerzen

Üblicherweise werden Schmerzen in akute und chronische Schmerzzustände aufgeteilt, so auch bei unserem Aufrichteorgan – der Wirbelsäule.

Akute Schmerzen

Gehen wir bei unserer Betrachtung einmal von oben nach unten an der Wirbelsäule entlang, so entstehen akute Schmerzen vorwiegend als rheumatischer Schiefhals, der von psychisch bedingten Schmerzen zu unterscheiden ist. Die Hinterhauptnervensituation kann plötzlich auftreten, und der davon Betroffene wird wegen rasender Kopfschmerzen – ein- oder durchaus auch doppelseitig – den nächsten Arzt aufsuchen.

Die Brustwirbelsäule

Die Brustwirbelsäule ist wegen ihrer Abstützung durch die Rippen starr und seltener für akute Störungen anfällig, jedoch kommen hier durch Wirbelschädigung auftretende Schmerzen wie Blockbildung, Abgleiten von Wirbelkörpern oder deren Zusammensinterung auch akute Irritationen vor.

Schließlich seien auch die rheumatischen Zwischenrippenneuralgien und die infektiös bedingte Gürtelrose zu nennen. Lungenembolie und Herzinfarkt sowie Gallenkolik lösen nicht selten einen akuten Schmerz zwischen den Schulterblättern aus und bedürfen in jedem Fall schneller diagnostischer Klärung.

Die Lendenwirbelsäule

Am häufigsten ist der Bereich der Lendenwirbelsäule Auslöser für erhebliche Schmerzen – im Volksmund werden diese Schmerzen oft als »Hexenschuss« bezeichnet.
Auch hier liegen vielfältige Ursachen zugrunde: die Abkühlung nach stärkerem Schwitzen, ein Bandscheibenvorfall und vor allem der Tonus- oder

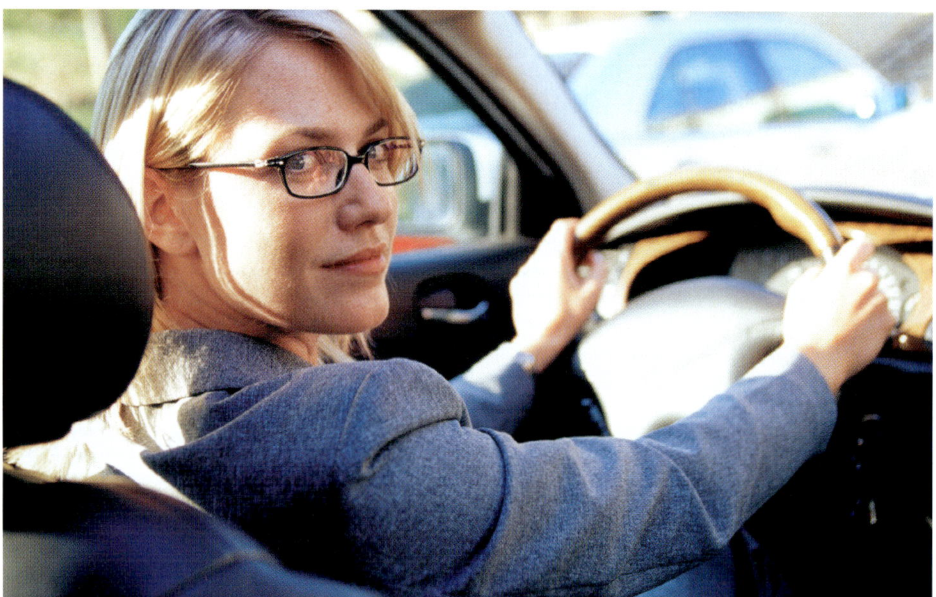

Ständige Vibrationen, wie beispielsweise beim Autofahren, können dazu führen, dass die Kleinmuskulatur zwischen den Wirbeln ihre normale Spannung verliert.

Spannungsverlust der Kleinmuskulatur zwischen den Wirbeln. Diese relativ kurzen Muskeln, die wie oben erwähnt beim Drehen und Beugen eine wichtige Funktion haben, sorgen auch für den festen Zusammenhalt der einzelnen Wirbelkörper untereinander. Diese Kleinmuskulatur kann durch gleichmäßige und lang dauernde Erschütterung (Vibrationen), wie längere Auto- und Motorradfahrten oder unbequemes Sitzen im Eisenbahnzug, ihren Normaltonus so weit verlieren, dass der Betroffene beim Aufstehen oder Aussteigen das Gefühl hat, gelähmt zu sein, da er sich nicht mehr ohne erhebliche Beschwerden bewegen kann.

Tipp

Bei ausgesprochen schwierigen Zuständen, die auf psychischen Ursachen gründen, ist eine Psychotherapie sehr hilfreich.

Chronische Schmerzen

Diese haben meist eine organische Ursache wie Osteoporose, Spondylose, Bandscheibenstörungen, neurologische oder muskuläre Erkrankungen. Auch Fehlhaltungen wie Rückgratverkrümmungen und Überlastungsschäden sind zu nennen.
Nicht zu vergessen sind die dem Weichteilrheuma zugeordneten Muskeln-, Sehnen- und Schleimbeutelirritationen, die an typischen Schmerzpunkten des Rückens liegen und jedem erfahrenen Arzt bekannt sind. Diese können nur mit der Hand erfasst werden und sind anhand eines Röntgenbilds nicht diagnostizierbar.

Der psychische Aspekt

Gerade beim Weichteilrheuma, aber auch bei anderen Wirbelsäulenstörungen, spielt die seelische Konstitution eine große Rolle. Der Volksmund kennt Ausdrücke wie »Der Mensch ist in seinem Mark (Rückenmark) getroffen«, hat das Gefühl der »Faust im Nacken«, man hat einen »breiten Buckel« oder ein »lahmes« oder eben ein »starkes Kreuz«.
In der modernen Rheumatologie und Orthopädie gewinnt die psychische Konstellation eine zunehmende Bedeutung, und es gibt bereits zahlreiche Abhandlungen, die sich mit den psychischen Ursachen von Rückenbeschwerden auseinander setzen.
Oft sind es sehr pflichtbewusste und in ihrem Leben oder Beruf nicht anerkannte Menschen, die die seelischen Konflikte und Aggressionen in körperliche Beschwerden umwandeln. Dies gilt nicht nur am Herzen und im Magen-Darm-Bereich, sondern ganz besonders entlang der Wirbelsäule! Hier kann nur die Kombination von örtlicher Therapie und seelischer Behandlung eine entscheidende Besserung bringen.
In Betracht zu ziehen ist bei der psychischen Komponente auch eine Behandlung mit antidepressiven Pflanzenmitteln oder leichten Psychopharmaka. Lassen Sie sich von Ihrem Arzt oder Therapeuten über die verschiedenen Möglichkeiten beraten.

Das kleine Beschwerdelexikon

Rückenschmerzen sind äußerst vielseitig und haben die unterschiedlichsten Ursachen. Eines ist ihnen aber gemeinsam. Sie entstehen durch eine unphysiologische Belastung der Wirbelsäule oder eines Gelenkes, wobei eine Überbelastung oder Überbeanspruchung der betreffenden Region vorliegt. Das kann sowohl durch angeborene Fehlstellungen in den Gelenken wie durch Fehlhaltungen im Alltag oder einseitige Belastungen bei Arbeit, Sport und Spiel verursacht sein. Aber auch Unfälle oder Verletzungen können als Folge degenerative Veränderungen hervorrufen ebenso wie die im Alter auftretenden natürlichen Verschleißerscheinungen. Selbstverständlich können Sie nicht alle Beschwerden selbst ausheilen oder aus der Welt schaffen. Doch kann einiges vorbeugend oder auch lindernd getan werden.

Wenn der Rücken schmerzt

Bei Abweichungen von der Normalstellung, also ihrer Doppel-S-Schwingung, werden die Dämpfungseigenschaften der Wirbelsäule schlechter, und es treten Fehlbelastungen auf. Das kann durch das einseitige Tragen schwerer Lasten, das so genannte Hohlkreuz, aber auch durch hohe Absätze oder Übergewicht und Ähnliches verursacht sein. Solche Abweichungen verändern die Druckverteilung auf die Bandscheiben. Der Druck wird nicht mehr gleichmäßig auf die ganze Fläche verteilt, sondern auf kleinere Flächen konzentriert. Er ist somit punktuell wesentlich höher. Dabei werden kurzfristig auftretende Belastungen relativ leicht toleriert. Längerfristig auftretende Beanspruchungen, wie etwa die einseitige Belastung am Arbeitsplatz, können leicht zu den degenerativen Verände-

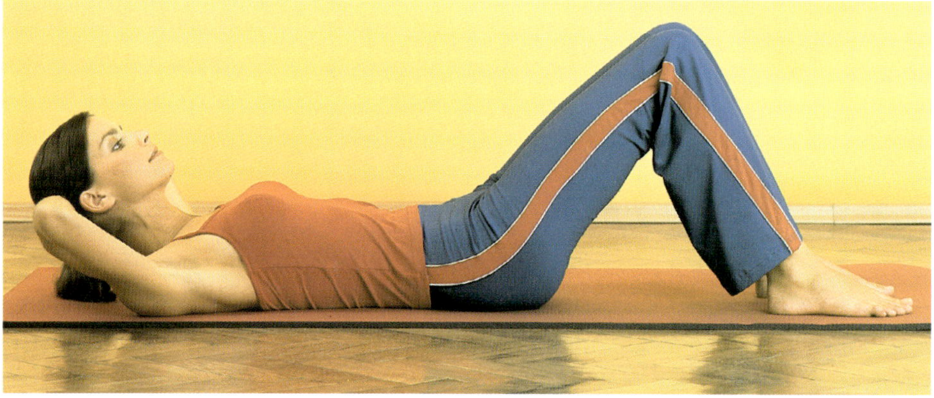

Am besten beginnt man frühzeitig mit Rückengymnastik, nicht erst, wenn die Beschwerden und Schmerzen bereits aufgetreten sind. Denn Vorbeugung sollte immer im Vordergrund stehen.

rungen führen, die letztlich unsere Rückenschmerzen verursachen. Im Folgenden sind einige Beschwerdebilder aufgelistet.
Wichtig ist: Bevor Sie sich mit den einzelnen Wirbelsäulenveränderungen, die den Schmerz verursachen, auseinander setzen, halten Sie sich zwei Dinge vor Augen:

- Um die Belastung auf ein geschädigtes Gelenk zu reduzieren, müssen die entsprechenden Muskeln gekräftigt werden.
- So wie bei den Bandscheiben erfolgt die Ernährung des Gelenkknorpels ebenfalls durch Diffusion, was Druckveränderungen und somit Bewegung unbedingt voraussetzt. Absolute Ruhe ist folglich eher schädlich als nützlich, es sei denn, es handelt sich um eine Reizung oder Entzündung durch Überbeanspruchung. In diesem Fall sollte die Entzündung erst ausgeheilt werden.

Bei dem nun folgenden Beschwerdelexikon handelt es sich nur um eine Auswahl, die im Zusammenhang mit der Wirbelsäulengymnastik und der Rückenschule interessant ist. Die Krankheitsbilder sind allgemein und vereinfacht dargestellt. Da »Wirbelsäulengymnastik« für den medizinischen Laien gedacht ist, wurde diese kurze Beschreibung der eigentlich wesentlich komplizierteren Krankheitsbilder mit aufgenommen, um einen ärztlichen Befund besser zu verstehen. Wir sind der Überzeugung, wenn man die Zusammenhänge zwischen Krankheitsbildern und Rückenproblemen kennt, ist man wesentlich leichter dazu bereit, an der Ursache der Erkrankung zu arbeiten und etwas für seine Gesundheit zu tun.

Wichtig

Gehen Sie in jedem Fall zum Arzt, wenn Sie Rückenbeschwerden haben. Er allein kann eine exakte Diagnose stellen!

Beschwerden durch Haltungsschäden

Bei vielen Menschen ist eine Fehlhaltung die Ursache für die Probleme mit dem Rücken. Je früher dies diagnostiziert wird, desto besser lassen sich eventuelle Veränderungen beheben.

Die Skoliose

Unter Skoliose versteht man den Schiefstand oder die Seitwärtsverkrümmung der Wirbelsäule, wobei die verschiedenen Ursachen nicht in der Wirbelsäule selbst zu suchen sind. Die so genannte statische Skoliose wird durch ein verkürztes Bein verursacht. Dabei verschiebt sich das Becken, und die Wirbelsäule folgt ihm nach. Sie kann leicht durch einen Längenausgleich behoben werden. Eine weitere Form der Skoliose ist eine Haltungsschwäche, die durch eine falsche Haltung oder eine einseitige Belastung entstehen kann. Als Beispiel wären hier das ständige Tragen der Schultasche auf der linken Schulter oder asymmetrische Sportarten wie das Tennisspielen zu nennen, wobei die Muskulatur nur auf einer Körperseite ausgebildet wird (Dysbalance). Dies führt zur Verkürzung der Rumpf- und Beinmuskulatur auf einer Seite, das Becken stellt sich schief, und die Wirbelsäule folgt ihm nach. Des Weiteren kann die Skoliose als eine Begleiterscheinung des Rundrückens und des Hohlkreuzes oder einer bereits bestehenden Skoliose auftreten, da die Wirbelsäule die Angewohnheit hat, solche Fehlstellungen auszugleichen. Die meisten dieser Skoliosen sind beschwerdefrei und können jederzeit durch das aktive Aufrichten und ein unterstützendes Muskelkräftigungsprogramm korrigiert werden. Sie müssen nur bewusst gemacht werden, um spätere Schäden zu vermeiden.

Der Rundrücken

Als Rundrücken oder Brustkyphose bezeichnet man die runde, nach vorn gebeugte Haltung des Oberkörpers, wobei sich die Wirbelsäule stark nach hinten biegt. Besonders häufig ist der Rundrücken bei Personen mit sitzender Tätigkeit zu finden – beispielsweise bei Sekretärinnen oder Zahnärzten. Sie beugen berufsbedingt den Oberkörper ständig nach vorn, weichen gleichzeitig aber mit dem Becken nach hinten aus, um die Körpergröße der Situation anzupassen. Des Weiteren tritt der Rundrücken sehr oft bei Jugendlichen auf, die zu schnell wachsen. Zum einen verkleinern sie sich unbewusst, zum anderen konnte sich die stützende Muskulatur nicht so schnell mitentwickeln (Dysbalance) und muss gekräftigt werden. Personen mit Sitzberufen klagen meist über unerträgliche Verspannungen in der Schulter- und Nackenmuskulatur, da diese Muskelpartien »krampfhaft« versuchen, die Fehlhaltung auszugleichen.

Eine besondere Form des Rundrückens stellt der so genannte Morbus Scheuermann dar, eine Krankheit, die nur in der Wachstumsphase (betroffen sind etwa 25 Prozent der Jugendlichen) und vermehrt bei männlichen Jugendlichen auftritt. Aus bisher ungeklärten Gründen wachsen die Wirbelkörper unterschiedlich, was zur Bildung von Keilwirbeln führt, die letztlich die Verkrümmung bedingen. Wird die Krankheit frühzeitig erkannt, so kann ihr entgegengewirkt werden. Begleitet wird der Rundrücken meist von Verspannungen in der Rückenmuskulatur, die aber nicht unbedingt deutliche Beschwerden auslösen.

Das Hohlkreuz

Die Lendenlordose oder das Hohlkreuz ist nicht angeboren. Sie ist eine so genannte Fehlhaltung, die schon in Kindertagen korrigiert werden kann. Erkennbar ist das Hohlkreuz durch den deutlich nach vorn gewölbten Leib. Die Wirbelsäule wird ebenfalls zu weit nach vorn gebeugt, weicht also von ihrer Normalstellung ab, wo-

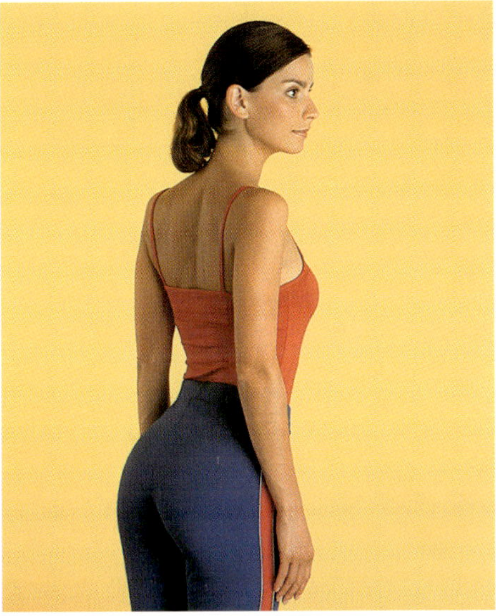

Ein ausgeprägtes Hohlkreuz bedeutet eine ständige Überbelastung der Bandscheiben.

bei eine unphysiologische Belastung auf die Bandscheiben entsteht. Beschwerden treten meist erst Jahre später auf. Ursache des Hohlkreuzes ist gleich eine ganze Reihe von Faktoren, was auch deutlich macht, dass ein korrigierter Faktor allein noch keine Abhilfe schafft. Hauptverursacher sind zu schwache Bauchmuskeln. Die Bauchwand wölbt sich im schwachen Zustand nach vorn, und die Wirbelsäule folgt ihr. Gleichzeitig sind in der Regel die Hüftbeugemuskeln verkürzt, wobei das Becken nach vorn gezogen wird. Zudem sind die unteren Rückenstrecker verkürzt, was wiederum das Becken nach vorn ausweichen lässt. Werden nun auch noch hohe Schuhe getragen, wird das Becken durch die veränderte Statik nach vorn gekippt. Um also sinnvoll gegen das Hohlkreuz anzugehen, müssen die unteren Rückenstrecker und die Hüftbeugemuskeln gedehnt werden, und gleichzeitig müssen die Bauchmuskeln und die Gesäßmuskeln gekräftigt werden. Korrigieren Sie nur einen der aufgezählten Faktoren, wird sich nichts verändern.

Weitere Faktoren, die ein Hohlkreuz begünstigen, sind Übergewicht und Schwangerschaft. Durch das erhöhte Gewicht im Bauchbereich wird das Becken nach vorn gezogen. Bis jetzt hört sich das alles noch gar nicht schlimm an. Aber die ständige Hohlkreuzhaltung und damit die permanente unphysiologische Belastung der Bandscheiben ist eine ständige Überlastung, die die Bandscheiben auf Dauer nicht verkraften können. Das Hohlkreuz ist die Vorstufe des Bandscheibenvorfalls.

Der Flachrücken

Vom so genannten Flachrücken spricht man dann, wenn die normale Brustkyphose beispielsweise nicht genügend ausgeprägt ist. In diesem Fall sind die Dämpfungseigenschaften der Wirbelsäule ebenfalls verschlechtert, sodass alle vertikal auftretenden Belastungen, wie beim Springen und Laufen oder Gehen allein von den Bandscheiben abgefedert werden. Dauerhaft führt das zu vorzeitigen Verschleißerscheinungen der Bandscheiben und arthrotischen Veränderungen in den Wirbelgelenken, häufig mit Ausstrahlung in die Arme.

Chronische Verspannungen

Chronische Muskelverspannungen werden in der Literatur auch oft als Weichteilrheuma bezeichnet, was ausdrückt, dass die Gelenke (noch) gesund sind, während die weichen Teile betroffen sind. Sie sind die häufigste Ursache für Rückenschmerzen. Sie entstehen meistens durch Überbelastung oder Überanstrengung, etwa durch das Heben und Tragen schwerer Lasten, das stundenlange Sitzen im Büro, die einseitige Haltung am Arbeitsplatz. Die betreffenden Muskeln sind ständig angespannt, und zwar über den normalen Muskeltonus hinaus. Sie haben keine Erholungsphase, der erhöhte Tonus bleibt ständig erhalten, denn sie versuchen stetig, die einseitige Haltung auszugleichen. Die Folge ist, dass die Muskulatur die Fähigkeit zur Entspannung nach und nach verliert und auch nach der Arbeit angespannt bleibt. Sie verkürzt und verhärtet sich. Chronische Muskelverspannungen sind äußerst schmerzhaft und können in der gesamten Rückenmuskulatur auftreten. Am häufigsten sind sie jedoch im Schulter-Nacken-Bereich mit begleitenden Kopfschmerzen und Ausstrahlung der Schmerzen in die Arme oder im Lendenwirbelsäulenbereich mit Ausstrahlung der Schmerzen in die Beine zu finden.
Manche Frauen leiden im Brustwirbelsäulenbereich unter diesen chronischen Muskelverspannungen, was sehr häufig auf eine zu große oder zu schwere Brust zurückzuführen ist. Oft hilft bereits ein Training, das die Muskeln kräftigt, in Verbindung mit einem gut haltenden Büstenhalter. Chronische Muskelverspannungen können als ein erstes Warnzeichen wahrgenommen werden. Sie sind auch häufig die Folge einer Schonhaltung, die zur Schonung oder Entlastung der bereits schmerzenden Zonen eingenommen wird. Wenn bereits in diesem Stadium mit der Rückenschule angesetzt wird, kann ein schlimmerer späterer Schaden vermieden werden.

Beschwerden durch Verschleiß

Verschleißerscheinungen lassen sich früher oder später bei jedem Menschen feststellen. Bis zu einem gewissen Grad gehören sie zum natürlichen Alterungsprozess.

Die Arthrose

Im klinischen Wörterbuch ist die Arthrose als degenerative Gelenkerkrankung definiert, die entsteht, wenn ein Missverhältnis zwischen einer Beanspruchung und der Leistungsfähigkeit der einzelnen Gelenkanteile besteht. Dabei wird die Funktionstüchtigkeit der Gelenkkapsel beeinträchtigt, die die Gelenkflüssigkeit produziert. Die Gelenkflüssigkeit wiederum ernährt die oberflächlichen Knorpelschichten des Gelenks.

Gemeint sind Abnutzungsschäden durch direkte oder indirekte Überbeanspruchung. Eine direkte Überbeanspruchung ist zum Beispiel Übergewicht, Schwerarbeit oder Leistungssport. Eine indirekte Überbeanspruchung liegt vor, wenn die Leistungsfähigkeit des Gelenkes durch Stoffwechselveränderungen oder durch das Alter vermindert ist. Abnutzungsschäden können ebenfalls auftreten als Folge von Fehlstellungen, Verrenkungen, Wachstumsstörungen, nach entzündlichen Gelenkerkrankungen, nach Rheuma, nach Verletzungen oder als Folge aus Verschiebungen der Gelenkachsen.
Die typische Schmerzentwicklung einer Arthrose lässt sich folgendermaßen beschreiben: Zunächst tritt ein Spannungsgefühl und eine gewisse Steifigkeit in dem entsprechenden Gelenk ein. Dann entwickelt sich ein Anfangsschmerz, der zum Belastungsschmerz und später zum Dauerschmerz fortschreitet. Das Gelenk macht Geräusche, die umgebende Muskulatur nimmt ab (atrophiert), das Gelenk wird instabil, und es kommt zu Fehlstellungen. Arthrosen können in allen Gelenken auftreten. Sehr häufig sind sie in den Hüft-, den Schulter- oder den Wirbelgelenken zu finden. Dabei verteilt der Körper automatisch einen Teil der Belastung auf die Rückenmuskulatur, um die schmerzenden Gelenke zu entlasten. Die entsprechende Muskelregion verspannt sich, und es kommt zu Rückenschmerzen.

Eine Arthrose entwickelt sich über Jahre hinweg. Die ständige Fehlbelastung des Gelenkes führt zu dem Abrieb der Gelenkstrukturen, die allgemein als Verschleiß bekannt sind. Ist der Prozess fortgeschritten, so lässt er sich nicht mehr rückgängig machen. Ein gezieltes Kräftigungstraining der Muskulatur und eine gezielte Haltungsschulung kann auch im fortgeschrittenen Stadium Linderung bringen. Auf diese Weise wird das geschädigte Gelenk entlastet, und die Schmerzen lassen nach.

Der Bandscheibenvorfall

Der Bandscheibenvorfall wird verursacht durch eine dauerhafte Überlastung der Bandscheiben, etwa bei Übergewicht, hohen Schuhen, Hohlkreuz oder falschem Heben und Tragen. Wie bereits vorher erwähnt, haben die Bandscheiben die Aufgabe, alle Stöße und Belastungen auf die Wirbelsäule abzupuffern, wobei sie in einwandfreiem Zustand den Belastungsdruck immer auf die gesamte Oberfläche verteilen. Durch das Hohlkreuz beispielsweise verteilt sich dieser Druck auf die Bandscheibe nicht mehr gleichmäßig, sondern nur auf ihren hinteren Rand. Dabei hat der eingelagerte Gallertkern die Tendenz, von der Mitte auszuweichen. Solange das Bandscheibengewebe, nämlich der Faserring, der den Gallertkern umgibt, intakt ist, wird ihm das nicht gelingen. Er kann seine Position nicht verändern. Durch die Dauerbelastung be-

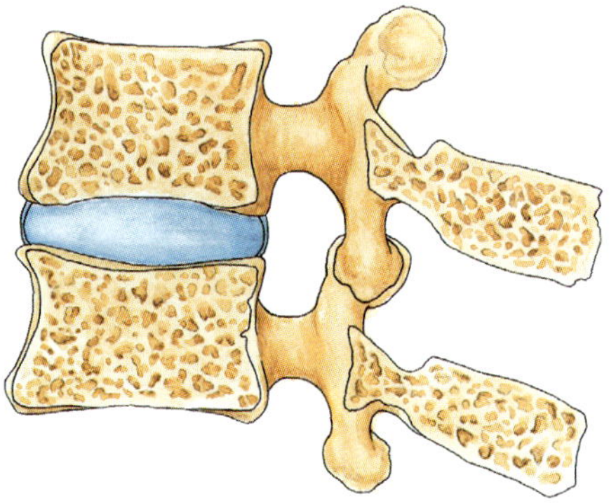

Die Bandscheiben sind die elastische Verbindung der Wirbelkörper, die gleichzeitig aber die notwendige Stabilität garantieren.

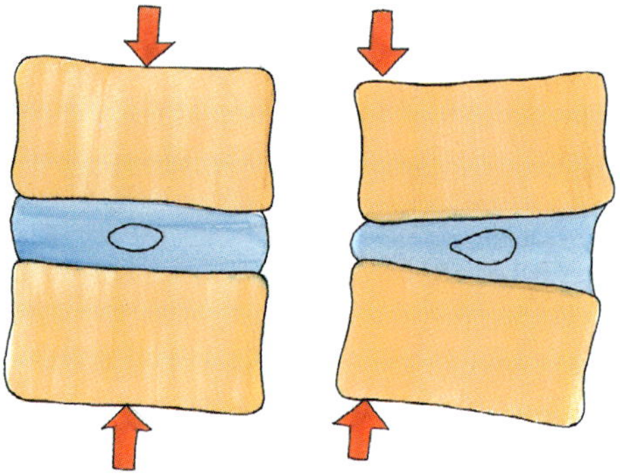

Normalerweise verteilt sich der Druck gleichmäßig auf die Oberfläche der Bandscheibe, nicht nur auf den Rand (Abbildung rechts).

ginnt der Faserring jedoch einzureißen. Dabei entweicht Flüssigkeit, was die Puffereigenschaften der Bandscheibe vermindert. Gleichzeitig kann der Gallertkern seine Position verändern. Er übt Druck gegen den bereits geschädigten Faserring aus, bis er irgendwo entweichen kann (vorfällt). Sobald das geschieht, drückt der Gallertkern gegen das hintere Längsband und die Nervenwurzel, was mit starken Schmerzen und bei längerer Dauer mit einer Nervenwurzelschädigung verbunden ist, wobei es (im Lendenbereich) zu Ausfallerscheinungen der Beine kommen kann. In einigen Fällen hilft nur noch eine Operation.
Theoretisch kann der zerstörte Faserring so wie alle Gewebe unseres Körpers ausgeheilt werden. Dies setzt jedoch ein hundertprozentig richtiges bandscheibengerechtes Verhalten voraus, was bei kaum einer Person vorhanden ist. Außerdem ist die Ausheilung eine sehr langwierige Sache. Mit der Rückenschule kann man aber bereits vorher dem akuten Stadium vorbeugen, indem man die richtige Haltung erlernt. Erste Anzeichen für den Bandscheibenvorfall sind fast immer zunächst schmerzhafte Verspannungen in den unteren Rückenstreckern und später Ischiasbeschwerden. Am häufigsten tritt der Bandscheibenvorfall zwischen dem vierten und fünften Lendenwirbel auf, da diese Bandscheibe durch das Hohlkreuz am meisten belastet wird. Bei Zahnärzten tritt er sehr häufig in der Brustwirbelsäule auf, da sie die Wirbelsäule durch die Haltung vor dem Behandlungsstuhl nach hinten krümmen.

Der Hexenschuss

Charakteristisch für den Hexenschuss oder Lumbago ist, dass er meist sehr plötzlich auftritt, bei einer eher belanglosen Alltagsbewegung. Schaut man sich diese Bewegung genauer an, stellt man fest, dass es sich meist um eine Oberkörpervorneigung mit run-

dem Rücken (also ohne Spannung auf der Rückenmuskulatur) in Verbindung mit einer Rotationsbewegung handelt. Die typische Hexenschussbewegung ist das Heben eines Wasserkastens aus dem Kofferraum eines Autos. Ohne die Füße von der Stelle zu bewegen, wird der Wasserkasten angehoben, der Oberkörper wird gedreht, um den Wasserkasten neben dem Fahrzeug abzustellen. Dann passiert auf halbem Weg ein heftiger Rückenschmerz, der einen bewegungsunfähig macht. Was ist passiert?
Der Hexenschuss kann verschiedene Ursachen haben. Eine der häufigsten ist der Bandscheibenvorfall im Bereich der Lendenwirbelsäule, so wie in dem Beispiel. Der Gallertkern oder Teile davon haben sich aus dem Faserring gelöst und sind in den Nervenkanal vorgedrungen. Der Druck auf das hintere Längsband und auf den Ischiasnerv löst die heftigen Rückenschmerzen aus, die bis ins Gesäß und in die Beine ausstrahlen. Beim Niesen oder Husten werden die Schmerzen noch verstärkt. Die Rückenmuskulatur verspannt sich vollständig, eigentlich zur Kompensation, aber das Gegenteil wird erreicht. Die Schmerzen verstärken sich. Man ist nicht in der Lage zu liegen, zu sitzen oder zu gehen. Leichte Ischiasbeschwerden, die scheinbar nur von Zeit zu Zeit auftreten, gehen dem akuten Hexenschuss oft jahrelang voraus und sind ein deutliches Warnzeichen für den später folgenden Bandscheibenvorfall. Durch Kälte oder schlechtes Wetter werden die Beschwerden und Schmerzen meist verstärkt.
Setzen Sie spätestens hier mit der Rückenschule ein, um Schlimmeres zu vermeiden. Im Akutfall helfen am besten Ruhe und Wärme, bis die Schmerzen abgeklungen sind.

Die Osteoporose

Die Definition der Osteoporose, ihre Ursachen und Entstehungsprozesse sind so vielschichtig, dass man diesem Thema allein ein ganzes Buch widmen könnte. Aufgeführt wird sie hier, weil sie einer der Verursacher von Rückenschmerzen ist. Der Begriff Osteoporose setzt sich aus den Teilen »os, osteo« für Knochen und »poros« oder porös zusammen. Unsere Knochen werden porös, die Knochensubstanz nimmt ab, was zu dem Begriff Knochenschwund geführt hat. Vielschichtige Ursachen, unter anderem Bewegungsmangel, schlechte Ernährungsgewohnheiten, Gewaltdiäten, der Missbrauch von Abführmitteln, die Antibabypille, Östrogenmangel und die Unterversorgung mit Calcium und Vitamin D führen zu Störungen des Knochenstoffwechsels.
Die geschwächten Knochen können den Alltagsbelastungen nicht mehr standhalten. Sie verformen sich, dellen sich ein oder brechen ein. Da die Wirbelkörper sehr gut durchblutet werden, reagieren sie relativ schnell auf Stoffwechselveränderungen. Daher tritt die Osteoporose sehr häufig zuerst an der Wirbelsäule auf.

Die Bedeutung der Ernährung

Nicht zuletzt beruht unsere innere und äußere Haltung auf dem gesunden biochemischen Funktionieren unseres Körpers. Dies setzt voraus, dass wir unseren Körper in guter Verfassung erhalten.

Die Wirbelsäule leidet besonders unter einer mit Bewegungsarmut verbundenen Fehlernährung. Da sie innerhalb unseres Knochensystems die wichtigste Stützfunktion ausübt, ist es nicht unwichtig, wie viel wir wiegen und wie gesund unsere Knochen sind. Gegen den altersbedingten Verschleiß und Abbau der Knochen, der bereits zwischen 35 und 45 Jahren beginnt, lässt sich nicht viel unternehmen. Zum Leiden werden muss dies aber nicht. Dieser Gefahr kann man vorbeugen, und zwar mit Bewegung und einer ausgewogenen Ernährung. Die Deutsche Gesellschaft für Ernährung empfiehlt für den gesunden Erwachsenen täglich eine Calcium- und Vitamin-D-reiche Kost. Das Vitamin D (in Milch, Milchprodukten, Eigelb, Fisch) fördert die Aufnahme von Calcium in den Knochen. Ein Mangel an Vitamin D kann die Entwicklung einer Osteoporose (die Knochen werden vorzeitig brüchig) begünstigen. Bei Frauen in höherem Lebensalter ist diese Erkrankung die häufigste Störung im Knochensystem. In welcher Form sollte man sich nun ernähren, um sich gesund zu erhalten? Vor allem bewusst, denn nicht nur Milch macht die Knochen stark.

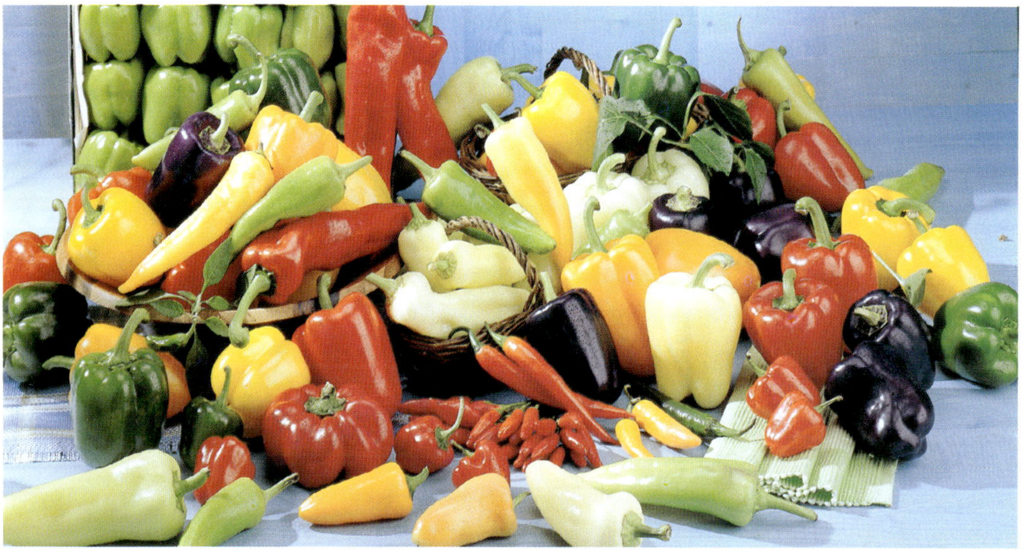

Grundvoraussetzung für die Gesunderhaltung unseres gesamten Organismus – und damit der Wirbelsäule – ist eine gezielt ausgewogene Ernährung in Verbindung mit ausreichender Bewegung.

Sich bewusst ernähren

Bei der Nahrung unterscheidet man generell zwischen Wirkstoffen und Energieträgern.
Zu den Energieträgern gehören Fette, Proteine und Kohlehydrate. Zu den Wirkstoffen gehören Vitamine und Mineralstoffe, Spurenelemente und Aminosäuren – wobei die Aminosäuren jedoch eine Art Zwischenstellung einnehmen. Sie können einerseits in den Energie- und Strukturstoffwechsel eingeschleust werden, sie zählen andererseits aber auch zu den Wirkstoffen, die Regulationsaufgaben im Körper zu erfüllen haben.

Calcium und Vitamin D

Bewusste Ernährung im Hinblick auf die Gesunderhaltung der Wirbelsäule bedeutet auch, Nahrungsmittel einzuschränken, die die Aufnahme von Calcium behindern oder dessen Ausscheidung vermehren.
Die Aufnahme von Calcium behindern zum Beispiel: Spinat, Rhabarber, Tomaten, Paprika, Sojabohnen oder Weizenkleie.
Die Ausscheidung von Calcium wird begünstigt durch eine übermäßige Eiweißzufuhr, etwa durch üppige Fleischportionen. Eiweiß ist aber auch notwendig, um Calcium in die Knochen einzubauen. Wie immer ist auch hier das richtige Maß entscheidend. Zwei- oder dreimal pro Woche Fleisch oder Fisch dürfte ein guter Kompromiss sein.

Was Sie meiden sollten

Calcium-Killer sind Nahrungsmittel, die reichlich Phosphor enthalten wie: Süßigkeiten, Fast-Food-Gerichte, Cola-Getränke. Fleisch- und Wurstwaren gehören dazu, und auch Fische enthalten Phosphor. Ein Zuviel davon verhindert die Aufnahme und fördert gleichzeitig den Abbau von Calcium aus den Knochen. Am besten ist es, wenn ebenso viel Phosphor wie Calcium aufgenommen wird. Die beste Quelle ist immer noch die Milch, die beide Mineralstoffe im Verhältnis 1 : 1,2 enthält.
Vitamin D reguliert den Gehalt von Calcium und Phosphor im Blut und sorgt dafür, dass unseren Knochen stets genügend Baustoffe zur Verfügung stehen. Vitamin D wird in der Niere gebildet, und zwar dann, wenn unsere Haut von der Sonne bestrahlt wird – im richtigen Maß natürlich, zwei- bis dreimal wöchentlich zehn bis 15 Minuten genügen schon.

Was Sie noch tun können

Das richtige Maß gilt auch für alle Genussgifte, wie Nikotin, das die Durchblutung des Knochengewebes stört und die Zufuhr von Nährstoffen behindert. Übermäßiger Kaffee- oder Teegenuss vermehrt ebenfalls die Ausscheidung von Calcium. Auch Alkohol wirkt schädigend auf die knochenaufbauenden Osteoblasten.
Im Übrigen gilt eine vollwertige Ernährung als die beste Form, um den Organismus mit allen wichtigen Vitalstoffen zu versorgen.

Nur eine gesunde Haltung erhält vital und fit

Bei allem Üben dürfen wir einen ganz wesentlichen Aspekt nicht übersehen. Die Wirbelsäule hat auch eine nichtmechanische, seelische, charakterliche Funktion. Der ganze Mensch fühlt sich im Grunde so, wie sich seine Wirbelsäule fühlt. Leidet er an seiner Wirbelsäule, leidet er gewissermaßen an seiner inneren Haltung, und er muss enorme Energien aufwenden, um das auszugleichen.
Jeder von uns weiß, wie es ist, wenn man sich völlig erschöpft und kraftlos fühlt oder wenn man sich ausgeruht und vital fühlt. Wenn also Ihr physiologischer Zustand zu wünschen übrig lässt, verlieren Sie nicht nur eine Menge positiver Energien für Ihren Körper, sondern auch für Ihren geistigen Zustand. Verbessert sich Ihr physiologischer Zustand durch körperliche Aktivität und Haltungsveränderung, geschieht das Gleiche mit Ihrem geistigen, emotionalen Zustand. Unsere äußere Haltung beeinflusst die innere und umgekehrt.

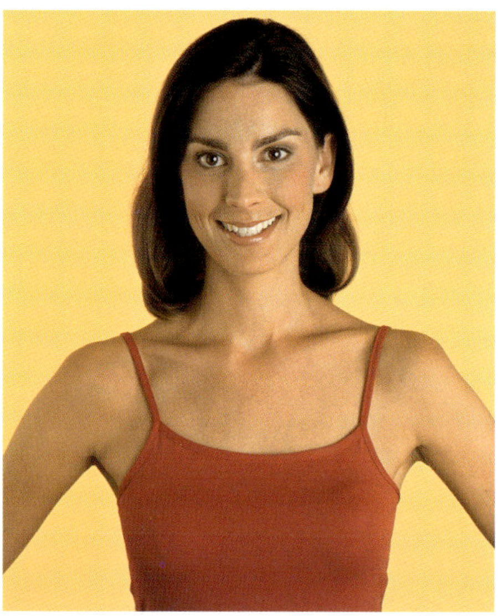

Mit einer positiven inneren Einstellung werden Sie auch Ihre äußere Haltung dementsprechend beeinflussen.

Äußere und innere Haltung

Es gibt zwei Möglichkeiten, den eigenen Zustand zu verändern: durch Veränderung der inneren Gewohnheiten oder der Physiologie. Und diesen Weg haben Sie bereits beschritten durch Ihren Willen zur Aktivität.
Aber wie sieht Ihre Körperhaltung aus, wenn Sie nicht gerade trainieren? Um das zu überprüfen, werfen Sie doch ab und zu mal einen Blick in den Spiegel. Fällt Ihnen dann auf, dass Ihre Haltung nicht gerade aufgerichtet ist, fragen Sie doch einmal nach, was Sie gerade so niederdrückt. Und dann probieren Sie einmal Folgendes: Bringen Sie Ihren Körper in die Haltung, in der er sich befindet, wenn Sie sich kraftvoll fühlen. Im gleichen Moment wird sich auch Ihr innerer Zustand verändern. Das heißt, wenn Sie sich immer wieder sagen,

dass Sie sich müde und abgeschlafft fühlen, erzeugen Sie immer weiter eine kraftlose Haltung. Wenn Sie sich immer wieder sagen, dass Sie Kraft haben, um wach und fit zu bleiben, und wenn Sie dann dazu Ihre äußere Haltung verändern, wird Ihr Körper dem inneren Auftrag folgen.

Was Ihnen hilft

Verändern Sie Ihre Physiologie, indem Sie Ihre Haltung verändern, und Sie verändern Ihren Zustand. Das wiederum wird Ihre Motivation fördern, Ihren Körper gerne zu trainieren, bewusster zu essen, Entspannungszeiten zu pflegen, einfach gesünder, besser mit sich umzugehen.
Und noch etwas: In den Entspannungsübungen ist die Gesichtsentspannung von großer Bedeutung, denn unser Gesichtsausdruck beeinflusst unser Gesamtbefinden.
Wir lächeln nicht nur, wenn wir uns wohl fühlen, oder lachen, wenn wir bei guter Laune sind. Lächeln und Lachen setzen biologische Prozesse in Gang, die uns veranlassen, uns tatsächlich besser zu fühlen. Sie erhöhen den Sauerstoffgehalt des Blutes und die Blutzufuhr zum Gehirn. Jedes Gefühl spiegelt sich in unserem Gesicht wider. Erleben Sie, dass es auch anders geht. Drücken Sie mit Ihrem Gesicht aus, wie Sie sich fühlen wollen. Ein Tipp: Probieren Sie das einmal, während Sie telefonieren. Beobachten Sie sich, und Sie werden zu ganz erstaunlichen Erkenntnissen kommen.

Kraft tanken durch Atemtraining

Zwar ist in der westlichen Medizin bekannt, welch großen Einfluss die Art zu atmen auf die physische und psychische Gesundheit hat, doch wird das bis heute relativ selten berücksichtigt. Jeder von Ihnen kann beobachten, dass große Gefühle wie Wut, Zorn, Eifersucht oder auch depressive Verstimmungen sich negativ auf das Atemverhalten auswirken. Das ist ganz selbstverständlich, wenn man bedenkt, dass diese Stimmungen Kettenreaktionen von Körpervorgängen auslösen, die von sehr einschränkender Natur sind, beispielsweise Anspannung in der Muskulatur, schnellere Herzschlagfolge, rascheres Atmen, Verengung von Blutgefäßen, vor allem in Beinen und Armen; doch auch im Versorgungssystem des Herzens kann es zu Engpässen kommen, die die Durchblutung des Herzens erheblich mindern.

Wie wir atmen

Auf Atemtechnik kommt es hier besonders an: Wir können mit einem Tiefatemzug mehrere Liter Luft aufnehmen. Das erlaubt der Körper nur in den seltensten Fällen. Während unserer vielen Arbeitsstunden eventuell am Schreibtisch, mit schlechter Haltung bei einseitiger Tätigkeit, oder bei Arbeiten, die mit wenig Bewegung verbunden sind, begnügen wir uns mit weniger als einem Liter Luft.

Ohne Sauerstoff keine Energie

Da wir immer nur ca. 20 Prozent Sauerstoff aus der Atemluft aufnehmen, bleibt dann nicht mehr viel übrig. Aggressiv, gereizt, unkonzentriert zu sein schon während des Tages, Müdigkeit bis hin zur Erschöpfung nach einem arbeitsreichen Tag sind da kein Wunder. Uns fehlt einfach genügend Sauerstoff, und wir geben nicht genügend Giftstoffe (Kohlendioxyd) ab. Diese schlechten Gewohnheiten haben Folgen: Nach und nach verschlackt unser ganzer Organismus, unsere Widerstandskraft nimmt ab und die Anfälligkeit für Krankheiten zu. Richtiges Atmen ist deshalb immens wichtig, wenn es um Energie geht. Die mentale Tätigkeit, das seelische Empfinden, also der gesamte Zustand von Körper und Gemüt drückt sich in der Atembewegung aus. Darum kommt es so sehr auf das »Wie wir atmen« an.

Die Atementspannung

Für viele ist der heutige Berufsalltag mit Dauerstress vollgepflastert, und von Entspannung ist keine Rede mehr. Bemerkt werden nur nach Arbeitsschluss die lahmen Arme, die steifen Nacken- und Schultermuskeln und der schmerzende Rücken. Damit Sie weitgehend entspannt und auch noch mit genügend Energie in den Feierabend gehen können, führen Sie die folgende Übung aus. Sie zeigt die effektivste Wirkung im Sinn einer schnellen Entspannung für den gesamten Organismus. Sie finden Ihren eigenen Ur-Atemrhythmus und wenden diesen dann auch bewusst an. Die Konzentrations- und Willenskraft wird enorm gestärkt und mehr Kreativität für knifflige Aufgaben freigesetzt.

Praxis-Tipp

Mit allen Übungen, die wir mit der Tiefatemtechnik begleiten, kommen wir dem ruhigen und ausgeglichenen Gemütszustand näher, der unsere Lebensqualität energetisch enorm anhebt. Erzwingen lässt sich jedoch gar nichts; auch wenn Sie mal bei den Übungen ins Schnaufen geraten, lassen Sie den Atmen dann so fließen, wie er will. Kommen Sie einfach später mit Geduld und Beharrlichkeit wieder auf die bewusste Atemführung zurück.

Ausführung

Sitzen sie aufrecht, und lassen Sie Ihre Hände locker neben dem Körper hängen. Atmen Sie tief durch die Nase ein, ziehen Sie dabei die Schultern so weit wie möglich zu den Ohren, und ballen Sie die Hände so fest wie möglich zu Fäusten. Halten Sie einige Sekunden lang die Luft an. Atmen Sie stoßartig durch den Mund aus, lassen Sie dabei die Schultern fallen, und öffnen Sie wieder Ihre Fäuste. Spüren Sie, wie die Spannung aus Ihren Schultern und Armen weicht und sich die Entspannung in Ihrem Körper ausbreitet. Wiederholen sie diese Übung einige Male.

Danach beobachten Sie Ihren Atem und folgen der langsamen Atembewegung mit den Augen: Nach oben beim Einatmen und nach unten beim Ausatmen.

Führen Sie ein Trainingstagebuch

Ein ausgewogenes Übungsprogramm zusammenzustellen, speziell auf die eigenen Bedürfnisse ausgerichtet, geht meistens nicht von heute auf morgen. Wir haben uns um Übungen bemüht, die sich möglichst nahtlos in Ihre Alltagsroutine einfügen lassen. Sie sind sich inzwischen darüber klar, dass regelmäßige körperliche Bewegung ganz erheblich zur Steigerung und Erhaltung Ihrer Lebensqualität beiträgt. Das gilt vor allem, wenn sie konsequent und regelmäßig durchgeführt wird. Hilfreich ist hier ein Trainingstagebuch.
Gehen Sie doch erst einmal in Gedanken die Woche durch. Wann und wo lässt sich eine Trainingseinheit einbauen? Seien Sie dabei realistisch, und legen Sie sich nicht auf ein tägliches Training fest, drei- bis viermal pro Woche wäre bereits erstrebenswert.
Legen Sie das Trainingstagebuch an einen Platz, an dem es nicht übersehen werden kann, und notieren Sie darin: das Übungsprogramm, wie Sie sich dabei fühlten, sowie Probleme, die Sie hatten.
Eine solche Buchführung erweist sich als äußerst hilfreich, wenn es darum geht, körperliche Aktivität zur Lebensgewohnheit zu machen. Unten finden Sie ein Beispiel für ein Trainingstagebuch. Natürlich kann Ihr persönliches Trainingstagebuch auch ganz anders aussehen. Denkbar wäre zum Beispiel eine entsprechende Rubrik in Ihrem Terminkalender. Wichtig ist in jedem Fall, dass Sie über Ihre Fortschritte sorgfältig Buch führen. Das motiviert zusätzlich.
Stellen Sie nun ein eigenes Trainingstagebuch nach dem folgenden Muster zusammen – dann kann es losgehen.

Muster: Tainingstagebuch

Tag	Übungsprogramm	Entspannung	Beobachtungen
Montag	Morgenprogramm Kräftigungsübungen Lendenwirbelsäule	15 Minuten Tiefenmuskelentspannung	Bin noch sehr steif. Bei der Entspannung laufen die Gedanken noch davon.
Dienstag	Programm Krafttanken	5 Minuten Tiefatemübungen	Fühle mich gut nach den Übungen, einige machen noch Mühe.
Mittwoch	Stärkungsübungen aus der Rückenschule	10 Minuten mentale Entspannungsmassage	Ich muss mir den Text auf Band sprechen.

Das rückengerechte Verhalten im Alltag

In der Wirbelsäulengymnastik oder in einem Rückenschulkurs erscheinen einem die aufgeführten Dinge logisch und einfach. Man übt nach den Anweisungen des Lehrers oder Trainers. Dann kommt der Alltag, und man hat so gut wie alles vergessen, außer man wird sozusagen schmerzlich daran erinnert. Daher müssen wir lernen, rückengerechtes Verhalten im Alltag zu praktizieren, und zwar sofort, nicht erst, wenn es weh tut.

Wie Sie beginnen

Der erste und wichtigste Schritt hierbei ist die Selbstbeobachtung. Sind Sie Rechts- oder Linkshänder? Diese Frage ist nicht unbedeutend, denn sie hat Folgen für das Alltagsverhalten. Sind Sie zum Beispiel Rechtshänder, so ist ihre Feinmotorik auf der rechten Seite besser ausgeprägt. Das hat zur Folge, dass Sie automatisch die linke Seite zur Lastenseite erklären. Dafür ein paar Beispiele. Ein Rechtshänder wird immer mit der rechten Hand das Auto aufschließen und in der linken Hand den Aktenkoffer oder die Einkaufstasche tragen. Unbewusst setzt sich diese Kette immer weiter fort. Da die linke Seite so an Lasten gewöhnt ist und von daher die Muskulatur an diese Situation angepasst ist, werden Sie es auch viel komfortabler finden, mit links schwere Lasten zu tragen, was weiterhin das Alltagsverhalten beeinflusst. Angenommen, Sie erledigen das Einkaufen zu Fuß und haben nur einen, dafür aber schweren Einkaufskorb zu tragen, so tragen Sie ihn etwa fünf Minuten auf der linken Seite, dann eine Minute rechts und wieder fünf Minuten links.

Beobachten Sie sich

Ähnliches lässt sich auch beim Stehen beobachten. Sie stehen fünf Minuten auf der komfortablen Seite, dann

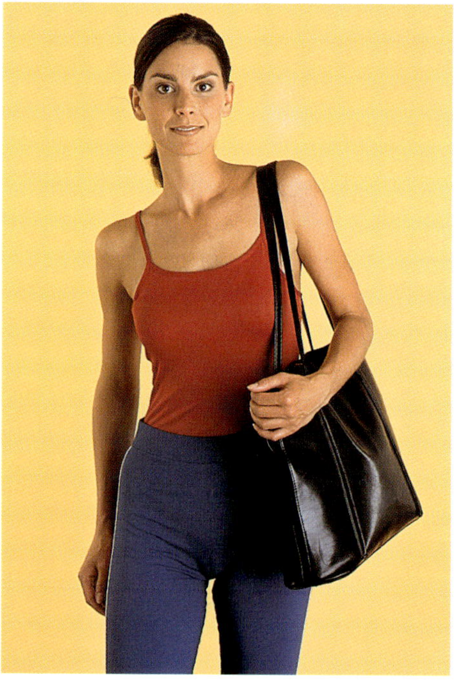

Machen Sie sich bewusst, auf was Sie speziell in Ihrem normalen Alltag achten müssen.

20 bis 30 Sekunden auf der anderen und wieder fünf Minuten auf der komfortablen Seite. Hinzu kommt nun die Handtasche. Durch die Lasten links verkürzen sich die Schulter- und Nackenmuskeln, wobei die linke Schulter leicht angehoben wird. Folglich tragen Sie die Handtasche meist auf der linken Schulter, da sie rechts immer von der Schulter rutscht. Selbst wenn man Ihnen rät, die Seite doch regelmäßig zu wechseln, wird die Tasche immer wieder auf derselben Seite landen.

All diese kleinen Dinge bedeuten abermals einseitige Belastungen für die Wirbelsäule, die dauerhaft zu einer Skoliose führen können. Deshalb beginnen Sie mit dem ersten Schritt, der Selbstbeobachtung. Ergründen Sie Ihr Alltagsverhalten, und machen Sie sich Ihr Verhalten bewusst. Zur Erleichterung haben wir einen kleinen Fragenkatalog zusammengestellt.

Fragen bei Beschwerden in der Hals- und Brustwirbelsäule

- Arbeiten Sie an einem Bildschirm? Überprüfen Sie regelmäßig Ihr Sitzverhalten. Haben Sie einen runden Rücken, wenn Sie arbeiten? Warum? Ist die Arbeitsfläche hoch genug? Stützt der Stuhl Ihre Wirbelsäule optimal? Ist der Bildschirm in Kopfhöhe? Schauen Sie geradeaus?
- Sitzen Sie immer in dem gleichen Sessel, wenn Sie fernsehen? Müssen Sie dabei den Kopf stets in die gleiche Richtung drehen? (Das Gleiche gilt für die Schule, wenn Schüler oder Studenten stets nach rechts zur Tafel sehen müssen.) Stricken oder basteln Sie viel? Wandern dabei Ihre Schultern langsam nach oben? Das führt zu unerträglichen Nackenverspannungen.
- Müssen Sie während Ihrer Arbeit oder Freizeitbeschäftigung sehr viel nach unten sehen? Die Nackenmuskulatur verkrampft, um den Kopf aufrecht zu halten.
- Was macht Ihre Atmung? Mögen Sie Ihren Bauch nicht, und halten Sie deshalb unbewusst Ihren Bauch stets eingezogen? Das blockiert die Atembewegung in den Bauchraum und verursacht Stauungen, die auf Dauer ebenfalls chronische Verspannungen der Schulter- und Nackenmuskulatur verursachen können.
- Haben Sie einen großen Busen, den Sie durch eine leicht runde Haltung ein wenig verbergen möchten? Schmerzen im Brustwirbelsäulenbereich machen darauf aufmerksam. Die runde Haltung in der Brustwirbelsäule wird durch eine übermäßige Rückwärtsbeugung in der Halswirbelsäule ausgeglichen, und deshalb verspannen die Schultermuskeln.
- Arbeiten Sie viel geistig? Dabei verspannen Nacken- und Schultermuskeln. Sie müssen für den Ausgleich sorgen.
- Haben Sie das Gefühl, dass Ihnen die Zeit oder die Faust im Nacken sitzt? Sie stehen unter starkem Belastungsdruck?
- Haben Sie schnell einen steifen Hals? Aggressionen machen uns sprichwörtlich hartnäckig. Leiden Sie unter mancherlei Ängsten? Angst schnürt uns ein. Der Brustkorb kann zum Panzer werden.
- Wie stufen Sie selbst Ihre Stressbelastung ein? Chronischer Stress hält automatisch die Schulter- und Nackenmuskulatur unter ständiger Spannung.

Fragen bei Beschwerden in der Lendenwirbelsäule

- Haben Sie ein Hohlkreuz? Wenn Sie es nicht von Geburt an haben, fragen Sie nach den Ursachen: Tragen Sie Schuhe mit hohen Absätzen? Sitzen Sie viel? Sind Ihre Knie im Stand durchgestreckt?
- Arbeiten Sie viel in gebeugter Haltung (Beispiel: Automechaniker)? Halten Sie dabei den Rücken gerade? Arbeiten Sie in gebeugter und verdrehter Haltung (Beispiel: Krankenschwester am Bett eines Patienten)? Was lässt sich verändern?
- Müssen Sie schwer heben? Heben Sie schwere Lasten aus dem Rücken oder aus den Beinen? Müssen Sie sich häufig bücken? Wie bücken Sie sich?
- Haben Sie Ischiasbeschwerden? Wie stehen Sie? Verteilen Sie Ihr Gewicht stets auf beide Füße, oder haben Sie ein Belastungsbein? Wenn Sie nur auf einem Bein stehen, ist Ihr anderes Bein nach außen gedreht? Dabei verschiebt sich Ihr Becken und somit die gesamte Statik der Wirbelsäule. Ischiasbeschwerden werden verstärkt.
- Haben Sie öfter das Gefühl durchzubrechen? Die Lendenwirbelsäule zeigt, wie stabil Sie wirklich sind.
- Haben Sie bereits resigniert auf die Diagnose: »Damit müssen Sie leben!«? Wenn ja, wird es Zeit, neue Kraft zu tanken und eine positive Einstellung zu sich zu gewinnen.

Praktische Tipps für das Alltagsverhalten

Wenn Sie die kleinen falschen Gewohnheiten aufgespürt haben, gilt es diese zu korrigieren, so weit es möglich ist. Deshalb folgen hier ein paar allgemeine Hinweise.
Das Beste für die Wirbelsäule, Bandscheiben und Gelenke ist Bewegung. Da wir aber nun einmal eine Sitzgesellschaft sind, wird es schwierig. Man kann auch in einer Stunde Wirbelsäulengymnastik nicht das restliche 20-stündige falsche Verhalten ausgleichen.

Das Sitzen

Führen Sie einen sitzenden Beruf aus, versuchen Sie Ihre Position so häufig wie möglich zu verändern. Nehmen Sie verschiedene Sitzpositionen ein. Ganz auf dem Stuhl, aktiver Sitz vorn auf der Kante des Stuhls, Kniestuhl

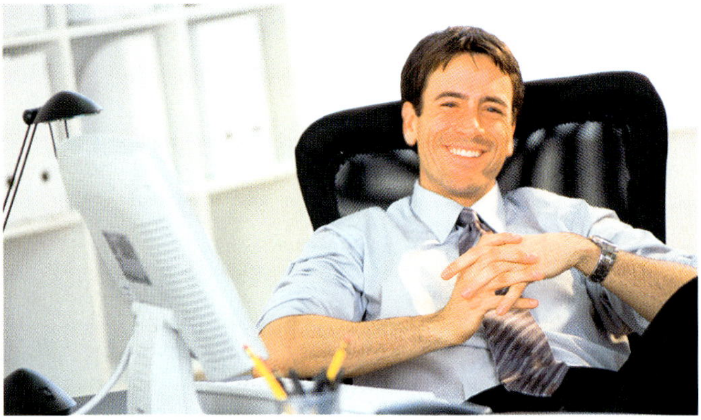

Versuchen Sie eine starre Haltung über einen längeren Zeitraum zu vermeiden. Wechseln Sie häufig die Position bzw. Haltung.

oder eine Stehsitzposition. Benutzen Sie den Kniestuhl, so winkeln Sie immer nur ein Bein in die Knieposition ab, das andere stellen Sie auf den Boden. Wechseln Sie die Beine regelmäßig, sitzen Sie nie länger als eine Stunde auf dem Kniestuhl. Dann wechseln Sie wieder den Stuhl.
Eine angenehme Position für die Wirbelsäule ist die so genannte Stehsitzposition. Dabei sitzen Sie auf einem Stuhl, der so hoch ist, dass die Beine fast ausgestreckt bleiben.
Erkundigen Sie sich im Fachhandel nach diesen Stühlen. Manche haben als Fuß eine Halbkugel, sodass durch aktiven Beineinsatz die Sitzposition verändert werden kann. Als Ersatz tut es auch manchmal die Armlehne eines Stuhles.
Variieren Sie die Sitzposition so viel wie möglich. Wenn es Ihre Arbeit erlaubt, stehen Sie häufiger auf, oder gehen Sie herum.

Das Stehen

Müssen Sie viel stehen, überprüfen Sie stets Ihren Stand. Verteilen Sie das Gewicht immer auf beide Füße. Drehen Sie Ihr Bein nicht nach außen. Halten Sie die Knie stets gebeugt und das Becken aufgerichtet. Halten Sie die Wirbelsäule gerade (im Sinne ihrer physiologischen Krümmungen). Eine angenehme Stehposition, in der stets ein Bein entlastet werden kann, ist die so genannte Tresenhaltung. Der Name hat sich abgeleitet von der Stange an einem Tresen, auf der man die Füße abstellt. Ein Fuß wird auf die Stange oder eine ähnliche Erhöhung gestellt. Dabei bleiben Becken und Wirbelsäule stets gerade.

Das Bücken

Denken Sie beim Bücken an den Einbeinkniestand – auch wenn Sie in gebückter Haltung arbeiten, etwa im Garten. Halten Sie den Rücken, besonders in vorgebeugter Position immer gerade. Achten Sie auf eine ausreichende Arbeitshöhe. Das gilt für Hausarbeiten wie Spülen, Bügeln oder Kochen ebenso wie für den Montagetisch in einer Werkstatt oder den Friseurstuhl. Arbeiten Sie mit Gegenständen wie Staubsauger, Besen oder Ähnlichem, so achten Sie auf eine ausreichende Länge, um unnötiges langes Bücken zu vermeiden.

Das Tragen

Tragen Sie die Handtasche diagonal, und wechseln Sie des Öfteren die Seite. Das Gleiche gilt für die Arbeitstasche. Verteilen Sie Lasten möglichst gleichmäßig. Zwei leichte Taschen sind besser als eine schwere einseitig, aber auch zwei schwere Taschen, gleichmäßig verteilt, sind besser als nur eine Tasche einseitig. Wenn die Möglichkeit gegeben ist, tragen Sie schwere Lasten auf dem Rücken, wie etwa den Schulranzen oder die Sportsachen in einem Rucksack. Tragen Sie Gegenstände immer so dicht wie möglich am Körper.

Schicken Sie Ihren Rücken in die Schule

Der richtige Stand

Die richtige Haltung fängt bei den Füßen an. Um rückengerecht oder wirbelsäulenschonend zu arbeiten, muss man sich zunächst einen Stand angewöhnen, der problemlos eine aufrechte Körperhaltung ermöglicht, die Grundstellung.

Wichtig

Die Kniegelenke sind immer beweglich und nie gestreckt, egal was Sie tun. Die Knie zeigen immer in Richtung Fußspitzen.

Die Grundhaltung

Ziel dieser Haltung ist es, die Lendenwirbelsäule zu entlasten und die Belastung auf die Bein- und Gesäßmuskulatur zu verteilen. Die Füße stehen ungefähr schulterbreit auseinander, die Fußspitzen zeigen ein wenig (ca. 15 Grad) nach außen. Die Knie sind leicht gebeugt und zeigen in Richtung Fußspitzen.

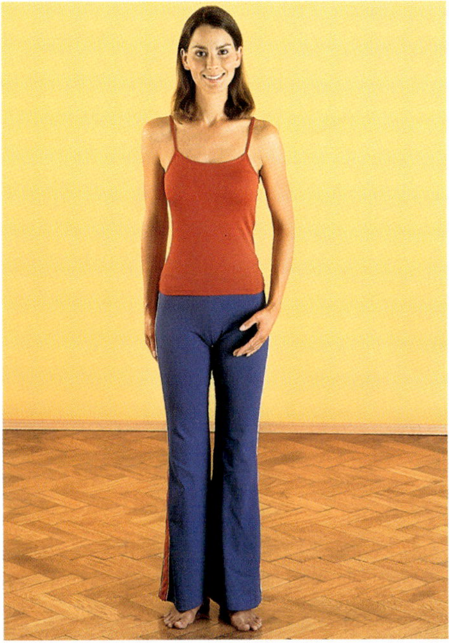

Die Grundstellung sollten Sie so lange üben, bis sie Ihnen zur Gewohnheit geworden ist.

Drücken Sie beide Füße mit der gesamten Fußsohle zum Boden, dabei wird der Streckreflex aktiviert und der Aufrichtemechanismus in Gang gesetzt. Richten Sie nun den Brustkorb auf, und spannen Sie die Gesäßmuskeln an. Ziehen Sie den vorderen Blasenbereich nach innen hoch, dann den Bauchnabel ein und die Schulterblätter in Richtung Wirbelsäule und Gesäß abwärts. Eine gerade Wirbelsäule und eine feste Bauchmuskulatur sind das Ergebnis. Danach entspannen Sie sich wieder. Diese Stellung gilt es zunächst zu üben.

Die falsche Haltung

Und nun der Unterschied: Strecken Sie einmal die Knie durch, und beobachten Sie, was mit Ihrem Körper passiert. Das Becken neigt sich nach vorn, viele stehen jetzt im Hohlkreuz, die Beine und das Gesäß sind völlig entspannt, die Bauchdecke ist kraftlos. Wenn die Knie durchgestreckt werden, arretieren sie und benötigen keine Muskelspannung, um in dieser Stellung zu bleiben. Man nennt das auch eine amuskuläre Position, wobei die Belastung auf Gelenken und Bändern größer wird. Da die Muskeln keine Aufgabe haben, werden sie schwächer. Solche amuskulären Positionen gilt es zu vermeiden.

Die richtige Haltung

Bauen Sie sich wieder auf: Richten Sie nun den Brustkorb auf, und spannen Sie die Gesäßmuskeln an. Ziehen Sie den vorderen Blasenbereich nach innen hoch, dann den Bauchnabel ein und die Schulterblätter in Richtung Wirbelsäule und Gesäß abwärts. Eine gerade Wirbelsäule und eine feste Bauchmuskulatur sind das Ergebnis. Danach entspannen Sie sich wieder. Atmen Sie gleichmäßig, damit Sie Ihre gewonnene Körpergröße nicht wieder verlieren: Bleiben Sie im Brustkorb aufgerichtet. Die Schultern locker nach hinten absenken. Schieben Sie Ihre angespannte Bauchmuskulatur nach vorn, und entspannen Sie dann erst die Gesäßmuskeln und dann den Bauch. Das alles erscheint sehr ungewohnt, lohnt sich aber zu Gunsten einer guten Haltung. Üben Sie den Aufbau dieser Grundhaltung täglich in allen Situationen, die Ihnen der Alltag bietet, an der Bushaltestelle, beim Kochen, Bügeln oder Spülen, im Supermarkt an der Kasse usw. Sie entwickeln ein Gefühl für Ihre Körpermitte. Bein- und Gesäßmuskulatur werden gekräftigt, eine Voraussetzung für einen den Rücken entlastenden Stand.

Sollten Sie Probleme haben, die richtige Position zu finden, üben Sie die Grundhaltung zunächst gegen eine Wand. Dabei drücken Sie den gesamten Rücken gegen die Wand. Die Fuß- und Knieposition ist die gleiche. Später üben Sie die Position im freien Stand, sie ist eine Voraussetzung für alle Übungen im Stand und ermöglicht Ihnen eine gute Steuerung der Beckenstellung und der Körpermitte, dem Fundament.

Die Pendelübung im Stehen

Nehmen Sie die Grundhaltung ein. Nun verlagern Sie Ihr Körpergewicht langsam nach vorn und nach hinten, dann nach rechts und nach links. Fühlen Sie sich in Ihren Körper ein, und nehmen Sie die unterschiedlichen Muskelspannungen wahr, die sich mit der Verlagerung des Gewichts verändern. Hier können Sie deutlich spüren, was passiert, wenn Sie die Wirbelsäule aus ihrem natürlichen Lot bringen. So wie sich der Druck unter den Fußsohlen und die Spannung in der Muskulatur zum Ausgleich verändern, reagieren auch die Muskeln bei veränderter Position der Wirbelsäule. Führen Sie nun kleine Kreisbewegungen durch. Versuchen Sie immer, die gesamte Fußsohle am Boden zu halten.

Tipp

Üben Sie einmal mit geschlossenen Augen. Sie werden darüber erstaunt sein, wie stabilisierend sich die Grundhaltung auswirkt.

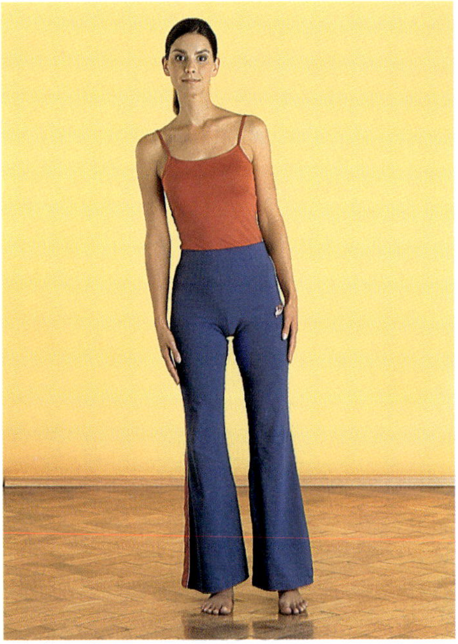

Die Übung hilft, sich mit den verschiedenen Muskelspannungen vertraut zu machen.

Das gesunde Gehen

Der erste Schritt ist geschafft. Nun übertragen Sie diesen wichtigen Grundsatz in die Fortbewegung. Lernen Sie, Ihre Muskeln einzusetzen. Gehen Sie zunächst langsam durch den Raum. Der Fuß wird dabei von der Ferse zu den Zehenspitzen abgerollt, der Rumpf ist möglichst aufgerichtet. Auch hier hilft die ein wenig übertriebene Übungsausführung über die anfänglichen Schwierigkeiten hinweg. Während der Abrollbewegung des Fußes drücken Sie sich aktiv vom Boden nach oben ab. Von der Fortbewegung wieder zurück zur Bewegung am Ort, dem Gehen auf der Stelle: Diesmal rollen Sie den Fuß von den Zehen zur Ferse ab. Üben Sie diese Bewegung zunächst, ohne dabei die Zehenspitzen vom Boden zu lösen. Verlagern Sie das Körpergewicht von einem Bein auf das andere, und rollen Sie langsam den gesamten Fuß ab.

Die richtige Körperhaltung beginnt bei den Füßen. Wenn in der Wirbelsäule ein Element verschoben wird, überträgt sich das direkt auf alle anderen Bereiche des Körpers. Das Gleiche gilt auch für die Beine und Füße. Stehen die Achsen nicht körpergerecht übereinander, überträgt sich das auf das nächste Gelenk: von den Füßen zu den Knien, von den Knien zu den Hüften, von den Hüften auf das Becken, vom Becken schließlich auf die Wirbelsäule.

Nun heben Sie den jeweiligen Fuß ganz vom Boden ab, behalten aber die Abrollbewegung bei. Der Oberkörper hat eine leicht nach vorn gebeugte Stellung, die Arme schwingen mit. Fuß-, Schienbein- und Wadenmuskulatur gewöhnen sich an die Bewegung und werden gekräftigt. Ein aktiver Fußeinsatz beim Gehen und Laufen vermindert die Stoßbelastungen auf Wirbelsäule, Hüft- und Kniegelenke.

Energie-Tipp: Erhöhen Sie zunächst langsam das Tempo, und steigern Sie dann die Wippbewegung auf ca. 100- bis 150-mal.

Wichtig

In der Fortbewegung rollen die Füße von den Fersen zu den Zehen, am Ort von den Zehen zu den Fersen ab.

Das steigert den Energiestoffwechsel und die Fitness.
Üben Sie stets, die Füße richtig einzusetzen. Nach kurzer Zeit spüren Sie bereits den Erfolg in der Bein- und Gesäßmuskulatur und natürlich durch die Entlastung der Wirbelsäule. Sicher fragen Sie sich jetzt, was die Bein- und Gesäßmuskulatur mit Rückenschmerzen oder der Haltung zu tun haben. Die Antwort ist einfach. In erster Linie hält die Bauch- und Rückenmuskulatur den Oberkörper aufrecht. Sie schaffen das jedoch nicht allein. In dem komplexen System sind andere Muskelgruppen beteiligt. Die zunehmend sitzenden Berufe in relativ einseitiger Haltung führen zu einer Abschwächung dieser Muskelgruppen (Bauch, Rücken, Beine und Gesäß). Dadurch werden die Rückenmuskeln ständig überfordert, denn für das, was sie leisten sollen, sind sie eigentlich zu schwach. Sie verspannen sich, es kommt zu Rückenschmerzen. Sie verteilen jetzt einen Teil der schweren Arbeit, den Körper aufrecht zu halten, auf die Beine und das Gesäß, die ohnehin für die richtige Beckenstellung verantwortlich sind. Damit diese auch in der Lage sind, diese Aufgabe zu übernehmen, werden sie im Vorfeld gekräftigt.
Wichtig ist: Bei allen Berufen, die im Stehen ausgeführt werden, die Bein-, Bauch- und Gesäßmuskulatur aktivieren und den Oberkörper möglichst aufrecht halten. Vermeiden Sie runde Beugungen nach vorn. Wenn erforderlich, halten Sie den Rücken gerade, und neigen Sie den geraden Rücken nach vorn. So bleibt die Rückenmuskulatur aktiv.

Das gerade Sitzen

Denken Sie einmal darüber nach, wie häufig und wie lange Sie sitzen: etwa 70 Prozent des Tages – im Büro, im Auto, im Bus oder Zug, beim Essen, vor dem Fernseher, beim Lesen usw. Schauen Sie sich nun die Sitzgelegenheiten an, die zu einem angeblich bequemen Sitzen einladen. Gerade das scheinbar bequeme Sitzen ist für die Wirbelsäule äußerst schädlich. Zum Beispiel die so genannte Fernsehsesselhaltung: Man setzt sich halb rund in den Sessel, die Wirbelsäule sieht aus wie eine Banane. Der ohnehin höhere Bandscheibendruck beim Sitzen gegenüber dem Stehen steigt rapide an. Eine ebenso schädliche Position ist die Bürostuhlhaltung. Der Oberkörper wird zu weit nach vorn gebeugt, das Becken fällt nach hinten. Die gleiche Sitzposition wird häufig auf Stühlen ohne Rückenlehne oder auf Hockern eingenommen.
Wer viel sitzt, sollte möglichst aufrecht sitzen. Dazu muss die Arbeitsfläche eine ausreichende Höhe haben (der Schreibtisch, das Bügelbrett oder die Werkbank). Der Stuhl sollte arbeitsplatz- und wirbelsäulengerecht sein und den Fußkontakt zum Boden ermöglichen. Eventuell muss die Beinlänge durch eine Fußstütze ausgeglichen werden.

Grundsätzlich gilt: Eine über längere Zeit einseitige Position ist immer schädlich für die Wirbelsäule und bedeutet eine Überlastung für Muskeln, Bänder und Bandscheiben. Um rückengerecht zu bleiben, sollte die Position so oft wie irgend möglich gewechselt werden – sei es durch Stehen und Gehen, sei es durch unterschiedliche Stühle (Kniestuhl) oder durch verschiedene Sitzpositionen (Stehsitz, aktiver Sitz).

Der aktive Sitz

Ziel dieser Übung ist es, die Muskulatur aktiv an einem aufrechten Sitz zu beteiligen und dabei trotzdem entspannt zu sitzen. Auch hier machen Sie sich wieder den Streckreflex zunutze, der durch den Fußdruck aktiviert wird.

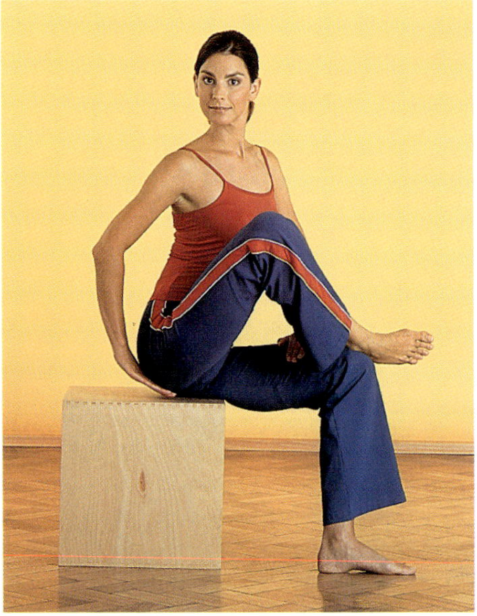

Diese Übung ist eine Möglichkeit, sich eine aufrechte Sitzposition anzueignen.

Ausführung

Setzen Sie sich auf einem stabilen Stuhl vorn auf die Kante. Die Beine stehen etwa hüftbreit geöffnet auf dem Boden, Füße und Knie stehen dabei axial übereinander. Lassen Sie sich zurücksinken. Nun legen Sie die Hände unter das Gesäß. Sie spüren die Knochen des Beckens auf den Händen, die so genannten Sitzhöcker. Wenn Sie nicht wissen, wo Ihre Sitzhöcker sind, erfühlen Sie sie (→ Abbildung oben). Lassen Sie die Hände hier liegen, und schaukeln Sie das Becken vor und zurück. Beachten Sie dabei, das Becken nicht mit Gewalt nach vorn zu drücken, sondern geben Sie nur dem natürlichen Bewegungsausmaß nach. Sobald Sie einen Schmerz in der Lendenwirbelsäule spüren, befindet sich Ihr Becken zu weit vorn. Sie spüren, wie die Sitzhöcker über Ihre Hände rollen. Wenn der Druck der Sitzhöcker am größten ist, ist das Becken aufgerichtet. Bleiben Sie nun in dieser aufgerichteten Position sitzen, und drücken Sie beide Füße fest zum Boden. Richten Sie den Brustkorb auf, und ziehen Sie die Schulterblätter hinten abwärts. Spüren Sie die Spannung in der Muskulatur (Gesäß, Bauch, Beine, unterer Rücken). Lösen Sie die Spannung, und wiederholen Sie diese Fußdruckübung einige Male.
Nun entfernen Sie die Hände unter ihrem Gesäß. Bleiben Sie auf der vor-

deren Kante des Stuhles sitzen, der Rücken ist rund. Bauen Sie den aktiven Sitz auf. Richten Sie das Becken auf, und drücken Sie beide Füße fest zum Boden. Mit dem Fußdruck wird der Streckreflex aktiviert. Die Bein- und Gesäßmuskulatur ist stark angespannt. Heben Sie den Brustkorb an, der Oberkörper richtet sich auf.
Nun ziehen Sie beide Schultern nach oben, drücken Sie die Schultern so weit Sie können nach hinten, und ziehen Sie die Schulterblätter nach unten. Ziehen Sie Ihre Pomuskeln an, den Blasenbereich innen hoch und den Bauch ein. Die Bauchdecke ist aktiviert. Bleiben Sie aufgerichtet und lassen nun ganz langsam die Spannung aus den Beinen, Bauch und aus dem Gesäß entweichen. Setzen Sie dabei Wirbel auf Wirbel, und behalten Sie nur so viel Spannung bei, wie Sie benötigen, um nicht zusammenzusacken. Nun sitzen Sie gerade und trotzdem entspannt. Atmen Sie gleichmäßig. Üben Sie diesen Sitz einige Male, bis er sich automatisiert.

Hinsetzen und Aufstehen

Ziel dieser Übung ist es, selbst im Beschwerdefall einen möglichst schmerzfreien Positionswechsel durchführen zu können.
Beginnen Sie mit dem Hinsetzen. Auch hier verringert ein aktiver Einsatz der Bein- und Gesäßmuskulatur die Belastung auf Wirbelsäule und Bandscheiben.

Ausführung
Stellen Sie sich in geöffneter Schrittstellung vor den Stuhl. Beugen Sie beide Kniegelenke und das Hüftgelenk, neigen den Oberkörper bei geradem Rücken nach vorn und stützen beide Hände auf den Oberschenkeln ab. Schieben Sie das Gesäß nach hinten, setzen Sie sich. Dabei werden die Beinmuskeln aktiv eingesetzt.
Stehen Sie auf die gleiche Weise wieder auf. Stellen Sie beide Füße in eine Schrittstellung. Dabei ziehen Sie einen Fuß etwas weiter unter den Stuhl. Stützen Sie die Hände auf die Oberschenkel, um den Rücken zu entlasten. Beugen Sie zunächst das Hüftgelenk, und neigen Sie den Oberkörper nach vorn. Nun stehen Sie auf, indem Sie wieder die Beinmuskeln aktiv einsetzen, schieben Sie den Po

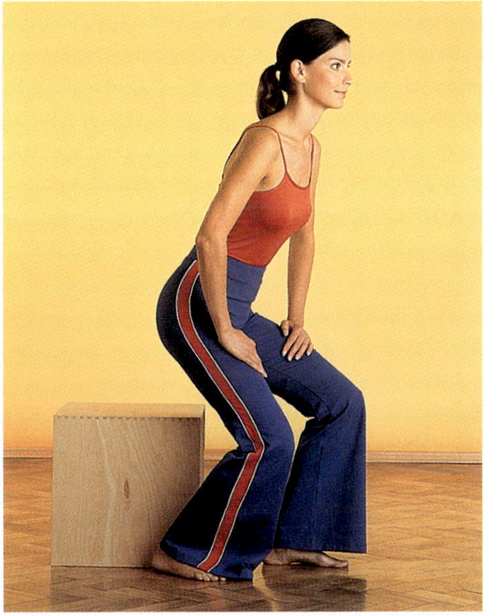

Eine gute Haltung beginnt bereits damit, das Hinsetzen und Aufstehen zu üben.

nach vorn und richten sich dann mit geradem Oberkörper auf (→ Abbildung Seite 37).
Trotz der richtigen Technik wird es manchen nicht gelingen aufzustehen, da die Beinmuskulatur zu schwach ist. In diesem Fall behalten Sie die Schrittstellung bei, der rechte Fuß steht näher bei dem Stuhl, das linke Bein wird angehoben und der Oberkörper etwas nach hinten geneigt. Die Hände bleiben auf den Oberschenkeln liegen. Nun holen Sie ein wenig Schwung, drücken das linke Bein zum Boden und stehen auf. Diese Ausführung nennt man Aufstehen mit Anschwingen. Sitzen Sie in tiefen Polstern, rutschen Sie einfach vorn auf die Kante, und führen Sie das Aufstehen mit Anschwingen von hier aus aus.

Tipp

Stellen Sie sich vor, Sie wollen eine Toilette benutzen, deren Sitzrand Sie nicht berühren möchten. Probieren Sie es aus, Sie werden erstaunt feststellen, dass Sie sich absolut in der richtigen Haltung und mit geradem Rücken dabei bewegen werden.

Das gesunde Liegen

Zur Entspannung und Regeneration legt man sich meist hin. Wie qualvoll das Liegen aber auch sein kann, haben sicher alle schon einmal im Krankenbett erfahren. Daher ist es wichtig, die richtige Lage zu finden. Die angenehmste Form ist die Stufenlage. Dabei liegen die Unterschenkel auf einer Erhöhung, etwa auf einem Stuhl oder Sessel oder auf einem Polsterwürfel. Auch die Koffernähmaschine hat die richtige Höhe. Leider hat man nicht immer die Gelegenheit, die Stufenlage einzunehmen. Daher muss in jedem Fall eine kontrollierte Rückenlage geübt werden.

Ausführung

Legen Sie sich auf den Rücken und beobachten Sie Ihren Körper. Viele Menschen haben ein Hohlkreuz, der Rücken liegt also nicht vollständig am Boden. Um die Lendenwirbelsäule besser ablegen zu können, stellen Sie die Füße auf, ziehen Sie wieder die Pomuskeln an, den Blasenbereich innen hoch, den Bauch ein und dann die Schulterblätter nach unten, bis der gesamte Rücken fest aufliegt. Atmen Sie gleichmäßig. Lassen Sie dabei die Zungenspitze eingerollt in Richtung Gaumen zeigen. Die Atemkontrolle wird erleichtert, die Stressatmung lässt nach. Stellen Sie nun den Vorderfuß hoch und schieben Sie die Beine langsam nach vorn, ohne den Rücken vom Boden zu lösen. Sind die Beine ganz gestreckt, lassen Sie diese nach außen sinken, die Muskeln entspannen sich. Die Lendenwirbelsäule hebt sich wieder ein wenig ab, aber wesentlich geringer als zu Anfang. Diese Position können Sie auch zur Entspannung einnehmen. Falls Sie Probleme mit dieser Position haben, bieten die folgenden Variationen dazu Alternativen.

Variationen
Haben Sie in dieser Lage Rückenschmerzen, so bieten sich zwei Alternativen an: Sie können ein keilförmiges Kissen unter das Gesäß schieben und die Kniekehlen mit einer Rolle oder zusammengerollten Decke abstützen. So bleibt die Lendenwirbelsäule leichter am Boden. Oder Sie stellen die Beine etwa hüftbreit auf und lehnen die Knie gegeneinander. Die Lendenwirbelsäule liegt am Boden, die Beine können sich entspannen. Verspannt sich Ihre Nacken-, Hals- oder Schultermuskulatur, benutzen Sie eine Nackenrolle. Grundsätzlich sollte beim Liegen auf eine möglichst gerade Wirbelsäule geachtet werden. Dazu bietet sich besonders die Seitenlage an. Achten Sie dabei auf Ihren Kopf. Er sollte nicht höher liegen als die gesamte Wirbelsäule. Bei Frauen mit sehr breitem Becken ist eine Unterstützung in der Taille nützlich. Eine weitere sehr entspannende Lage für die Wirbelsäule, besonders in der Schwangerschaft, ist die halbe Seiten- und halbe Bauchlage. Legen Sie sich auf die Seite, und winkeln Sie ein Bein Ihrer Wahl im Kniegelenk an. Strecken Sie den entgegengesetzten Arm nach oben aus, und legen Sie den Kopf darauf ab. Den anderen Arm legen Sie abgewinkelt und entspannt vor den Körper. Ein Kissen unter dem abgewinkelten Knie erleichtert zusätzlich die Position.

Wichtig

Auch im Liegen ist auf eine möglichst gerade Wirbelsäule zu achten. Das gilt gleichzeitig ebenso für die Kopfhaltung.

Aufstehen aus dem Bett

Ziel dieser Übung ist es, der morgens steifen Wirbelsäule eine Bewegungsform anzubieten, die ein angenehmes Aufstehen ermöglicht.

Ausführung
Legen Sie sich so nah wie möglich an die Bettkante auf den Rücken. Stellen Sie beide Füße auf, und strecken Sie den Arm an der Außenseite des Bettes nach oben. Nun drehen Sie sich auf die Seite, als wollten Sie sich aus dem Bett rollen. Den anderen Arm stützen Sie vor dem Körper auf die Bettkante. Jetzt schwingen Sie die abgewinkelten Beine aus dem Bett zum Boden und drücken gleichzeitig mit den Armen den Oberkörper nach oben in eine sitzende Position. Durch die Schwung- und Hebelwirkung ist Ihre Lendenwirbelsäule relativ geschützt. Aus der sitzenden Position rutschen Sie nach vorn an die Bettkante, stellen einen Fuß weiter ans Bett heran, schwingen mit dem anderen Bein an und stehen auf.

Auf den Boden legen und aufstehen

Ziel dieser Übung ist, eine möglichst geringe Belastung in der Lendenwirbelsäule durch den aktiven Einsatz der Bein- und Gesäßmuskulatur zu erreichen. So wird der Rücken geschont.

Ausführung

Das Hinlegen auf den Boden wird durch den so genannten Einbeinkniestand eingeleitet. Dabei führen Sie ein Bein nach hinten, beugen das Standbein im Kniegelenk und knien sich hin. Dabei kann der Oberkörper mit beiden Händen auf dem Oberschenkel des Standbeins abgestützt werden. Welches Bein Ihnen angenehmer ist, entscheiden Sie selbst. Aber denken Sie daran: Wenn Sie über zwei gesunde Kniegelenke verfügen, sollten Sie den Einbeinkniestand regelmäßig abwechseln. Einmal mit rechts, einmal mit links. Ansonsten würden Sie nämlich ein Knie einseitig belasten.

Knien Sie das andere Bein dazu, halten Sie die Beine aber etwa hüftbreit geöffnet und in leichter Schrittposition. Nun führen Sie beide Arme zum Boden, stützen die Hände ab und schieben den Körper langsam nach vorwärts in die Bauchlage. Nun brauchen Sie sich nur noch in die gewünschte Lage zu drehen.

Das Aufstehen erfolgt umgekehrt. Angenommen, Sie befinden sich in der Rückenlage und möchten sich über die rechte Seite aufrichten. Strecken Sie den rechten Arm nach hinten, und stellen Sie den linken Fuß auf. Drehen Sie sich nun in die halbe Bauch- und halbe Seitenlage nach rechts. Ihr linkes Bein liegt angewinkelt seitlich neben dem Körper, das andere ist gestreckt. Setzen Sie nun die linke Hand etwa in Schulterhöhe auf den Boden, winkeln Sie den rechten Arm im Ellbogen ab, lassen Sie ihn auf dem Boden liegen. Jetzt drücken Sie sich mit beiden Armen vom Boden nach oben in eine kniende Position.

Dabei ist es besonders wichtig, zuerst das Gesäß vom Boden abzuheben und nach hinten zu schieben. Wenn Sie nur den Oberkörper hochdrücken, belasten Sie die Lendenwirbelsäule und kommen anschließend nicht mehr hoch. Sie befinden sich jetzt im Vierfüßlerstand. Heben Sie den Oberkörper nach oben an, stellen Sie einen Fuß auf (Einbeinkniestand), stützen Sie beide Hände auf den Oberschenkel, und stehen Sie auf.

Das Hinlegen und Aufstehen muss einige Male geübt werden, ehe die Ausführung richtig ist. Besonders hilfreich ist es, wenn Sie sich von jemandem korrigieren lassen. Der Einbeinkniestand kann auch zum Schließen der Schnürsenkel oder zum Aufheben von kleinen Dingen verwendet werden. Voraussetzung ist aber eine gut trainierte Beinmuskulatur.

Wichtig

Beim Aufstehen muss immer zuerst das Gesäß nach oben geschoben werden.

Richtiges Heben und Tragen

Gerade beim Heben und Tragen belasten die meisten Menschen ihre Wirbelsäule über Gebühr. Bei schweren Gegenständen, wie Einkaufstaschen, Bierkästen, Reisekoffern, müssen deshalb einige Dinge beachtet werden.

Grundsätzlich gilt:

- Der Rücken ist immer so gerade wie möglich zu halten, egal ob die Last leicht oder schwer ist. Er wird gerade nach vorn geneigt. So ist die Rumpfmuskulatur aktiviert.
- Alle Drehbewegungen sind zu vermeiden, etwa beim Heben des Wasserkastens aus dem Kofferraum. Nachdem der Kasten angehoben ist, werden die Füße umgesetzt, und erst dann wird der Wasserkasten mit geradem Rücken und mit Einsatz der Beine auf den Boden abgestellt.
- Die Last wird auf die Bein- und Hüftmuskulatur verteilt und nicht in die Wirbelsäule gehängt. Dazu benötigt man gut trainierte Beine.
- Schwere Lasten sind nach Möglichkeit gleichmäßig zu verteilen. Eine schwere Einkaufstasche auf nur einer Seite schadet der Wirbelsäule mehr als zwei leichte rechts und links. Das Gleiche gilt auch für den Reisekoffer. Verteilen Sie das Gewicht gleichmäßig, oder tragen Sie es auf dem Rücken (Rucksack). Achten Sie unbedingt darauf, dass Ihre Kinder einen Schulranzen bekommen, der auf dem Rücken zu tragen ist.
- Tragen Sie alle Gegenstände möglichst dicht am Körper.

Ausführung

Das Heben schwerer Lasten vom Boden macht man am leichtesten an einem Wasserkasten deutlich. Stellen Sie sich in etwa 20 bis 30 Zentimeter Entfernung in einer Grätsch-Schrittstellung vor den Wasserkasten oder

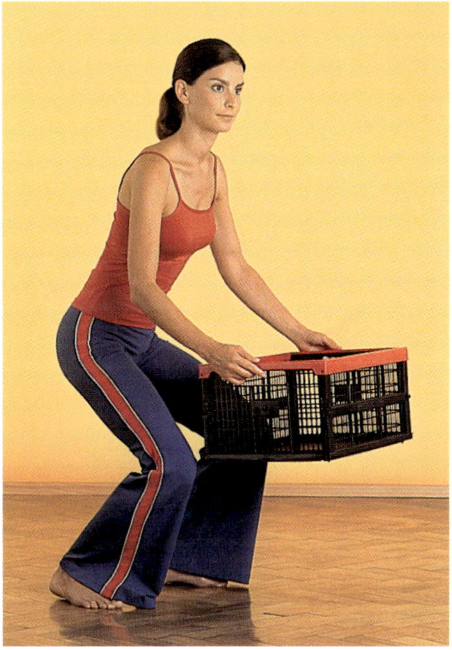

Beim Aufheben eines Gegenstandes muss der Rücken stets möglichst gerade sein.

den Gegenstand, den Sie heben möchten. Beugen Sie beide Beine im Kniegelenk, schieben Sie Ihr Gesäß weit nach hinten, halten den Rücken gerade, und gehen Sie in die Hocke. Mit Hocke ist allerdings keine tiefe Kniebeuge gemeint, sondern maximal eine Position, in der die Oberschenkel parallel zum Boden zeigen. Der Winkel im Kniegelenk darf allerhöchstens 90 Grad betragen. Beugen Sie den Oberkörper gerade nach vorn, bis Ihre Hände den Kasten erreichen. Nun heben Sie den Kasten an, ziehen ihn möglichst dicht an den Körper, schieben das Gesäß nach vorn, richten den Oberkörper auf und strecken gleichzeitig die Beine.

Ein starker Halt durch trainierte Rückenmuskeln

Auf längere Sicht ist das wichtigste Ziel, die Muskulatur zu kräftigen. Das gelingt mit der folgenden Übung.

Die Rückenwelle

Ausführung

Setzen Sie sich mit dem Gesäß auf die Fersen, und stützen Sie beide Hände auf den Boden. Nun heben Sie das Gesäß ein wenig an, sodass es in der Luft schwebt. Halten Sie dabei den Rücken ganz gerade. Wölben Sie nun den Rücken nach oben in eine Katzenbuckelposition, strecken Sie den Rücken wieder, bis er ganz gerade ist. Aber Vorsicht: nicht überstrecken, der Rücken hängt nie durch. Beginnen Sie wieder von vorn. Das Gesäß befindet sich die ganze Zeit in der Luft. Sie bemerken außerdem eine starke Spannung in den Beinmuskeln, die kräftig mitarbeiten müssen.

Variation

Wenn die Rückenmuskeln etwas kräftiger geworden sind, nehmen Sie die Hände vom Boden seitlich an das Gesäß, und führen Sie die gleiche Bewegung aus. Rücken nach oben wölben (Katzenbuckel) und wieder strecken. Nach etwa fünf bis zehn Wiederholungen halten Sie den Rücken ge-

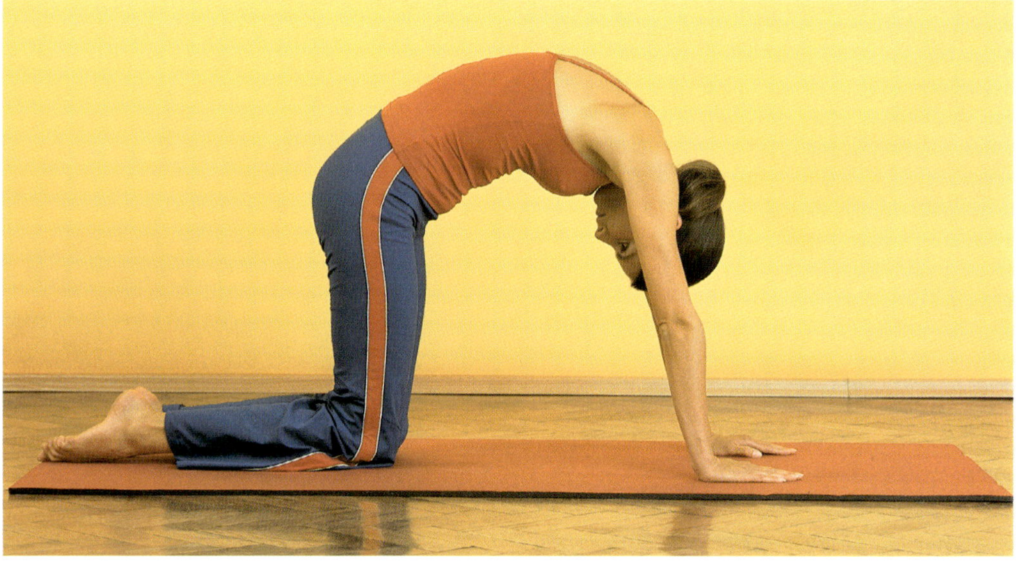

Grundsätzlich ist es notwendig, die Rückenmuskeln zu stärken, um die Wirbelsäule zu entlasten.

streckt. Wippen Sie etwa fünf Zentimeter auf und ab. Dabei bleibt das Gesäß immer in derselben Position und bewegt sich nicht. Der Rücken ist schnurgerade. Achtung: Nicht mehr als fünf Zentimeter miniwippen! Nun rollen Sie Wirbel für Wirbel auf und entspannen den Rücken. Dazu legen Sie sich in Rückenlage, ziehen die Beine auf den Bauch, umfassen mit beiden Händen die geöffneten Knie und führen kleine Kreisbewegungen mit den Knien nach rechts und links durch. Die Rückenmuskulatur wird dabei sanft massiert.

Anmerkung
Sollte Ihnen diese Bewegung Probleme in den Kniegelenken bereiten, führen Sie die Übung auf einem Stuhl aus. Dabei setzen Sie sich auf die vordere Stuhlkante, neigen den Oberkörper nach vorn, stützen die Hände auf die Oberschenkel, und los geht's. Ebenso kann die Übung im Stand bei stark gebeugten Kniegelenken und nach vorn geneigtem Oberkörper gemacht werden. Die Hände werden zunächst wieder auf die Oberschenkel gestützt und später seitlich an das Gesäß angelegt.

Kurzprogramm gegen das Hohlkreuz

Das tägliche Fünf-Minuten-Programm gegen das Hohlkreuz setzt an den Ursachen an, die die Hohlkreuzposition unterstützen. Die Übungen wirken ihnen gezielt entgegen.

Beckenstellung

Ausführung
Stellen Sie sich mit gebeugten Kniegelenken in etwa 30 Zentimetern Abstand gegen eine Wand oder eine verschlossene Tür (die Tür ist nicht so kalt im Rücken). Nun drücken Sie den gesamten Rücken gegen die Wand, bis er flach anliegt. Halten Sie die Position zehn bis 30 Sekunden, atmen Sie gleichmäßig, entspannen Sie sich. Die Lendenwirbelsäule verliert den Kontakt zur Wand. Führen Sie diese Übung drei- bis fünfmal durch. Nehmen Sie Spannung in den Bein-, Gesäß- und Bauchmuskeln wahr. Später üben Sie das Gleiche im freien Raum ohne Wand. Stellen Sie sich die Wand lediglich vor. Langsam werden Sie ein Gefühl für die richtige Beckenhaltung entwickeln.

Wichtig

Achten Sie immer auf eine gestreckte Wirbelsäule, vermeiden Sie auf jeden Fall Überstreckungen!

Lendenwirbelsäulen-Druckübung

Ausführung
Legen Sie sich auf den Boden in Rückenlage, die Knie befinden sich auf dem Bauch. Legen Sie die Hände rechts und links dicht an die Wirbelsäule auf den Boden, um die richtige Lage zu überprüfen.

Nun spannen Sie Ihre Beckenbodenmuskeln wieder an (Po- und Blasenmuskeln anziehen), den Bauch einziehen und die Schulterblätter abwärts ziehen. Jetzt den Rücken an den Boden pressen, bis er in seiner Gesamtheit aufliegt. Anschließend führen Sie langsam Ihre Beine nach vorn, bis in den Hüftgelenken und in den Kniegelenken ein Winkel von etwa 90 Grad erreicht ist. Dabei darf der Rücken nicht abgehoben werden. Kontrollieren Sie den Rücken mit Ihren Händen.
Halten Sie diese Position mindestens 15 Sekunden, bevor Sie die Beine langsam zurück auf den Bauch führen und wieder von vorn beginnen. Sollte sich Ihr Rücken abheben, führen Sie die Beine sofort zurück auf den Bauch. Führen Sie die Übung etwa drei- bis fünfmal durch. Die Übung dient der Kräftigung der Bauchmuskeln.

Dehnung der Hüftbeugemuskulatur

Ausführung
Setzen Sie sich seitlich auf die vordere Kante eines Stuhles. Die Rückenlehne befindet sich dabei an Ihrer rechten Seite. Sie sitzen nur auf dem rechten Oberschenkel, das linke Bein ist frei. Nun führen Sie das linke Bein nach hinten an der Sitzfläche vorbei, winkeln das Kniegelenk ab, umfassen mit der linken Hand das linke Fußgelenk und drücken die Ferse an das Gesäß. Sie dehnen die vordere Oberschenkelmuskulatur und die Hüftbeugemuskulatur auf der linken Seite.
Halten Sie diese Position etwa 15 bis 30 Sekunden, bevor Sie die Seite wechseln. Führen Sie die Übung jeweils einmal auf jeder Seite durch. Die Dehnungsübung hilft dabei, beweglicher zu werden.

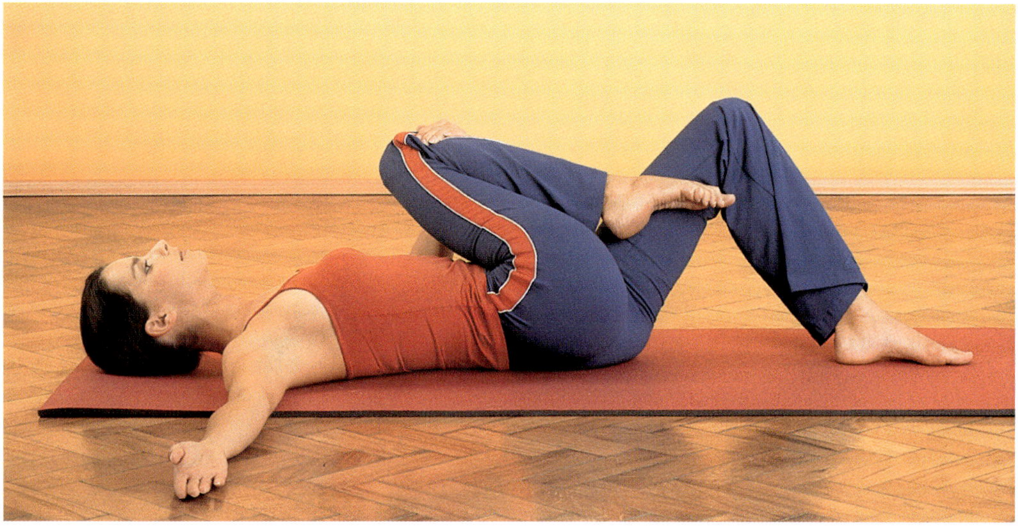

Neben Kräftigungsübungen sind auch Dehnungsübungen für die Muskulatur wichtig.

Dehnung der unteren Rückenstrecker

Ausführung

Legen Sie sich in Rückenlage mit aufgestellten Füßen auf den Boden. Nun umfassen Sie mit beiden Händen das rechte Bein und ziehen es so weit wie möglich auf den Bauch. Spüren Sie die Dehnung in der rechten Gesäßhälfte, bis in den unteren Rücken und auf der Rückseite des rechten Oberschenkels. Nun umfassen Sie das rechte Knie mit der linken Hand, der rechte Arm liegt ausgestreckt am Boden in Verlängerung der Schulterachse. Ziehen Sie das rechte Bein zur linken Seite in Richtung Boden. Es ist nicht notwendig, den Boden zu berühren. Sobald Sie die seitliche Dehnung spüren, ist es genug. Atmen Sie gleichmäßig. Lassen Sie die Schulterachse stets ganz am Boden liegen. Führen Sie beide Positionen jeweils einmal durch, und halten Sie die Position für 15 bis 30 Sekunden, bevor Sie die Seite wechseln.

So atmen Sie richtig

Bei allen Übungen ist die ruhige und gleichmäßige Atmung wichtig. Falls Sie damit Schwierigkeiten haben, sollten Sie überprüfen, wie Sie atmen. Die folgenden Fragen können Ihnen dabei helfen, dies herauszufinden.

Wie atmen Sie?

Beobachten Sie doch einmal die Art und Weise, wie Sie atmen. Am leichtesten spüren Sie Ihren Atem, wenn Sie auf seine Bewegungen achten.
Während der folgenden Einatmungen achten Sie einfach darauf, wo sich in Ihrem Rumpf etwas dehnt.

- Dehnt sich Ihr Brustraum zur Seite?
- Dehnt sich Ihr Bauch nach vorn?
- Können Sie Ihren Atem noch woanders wahrnehmen – im Kreuz, im Unterleib, im Rücken, in den Seiten?
- Oder spüren Sie gar keine Bewegung?

Versuchen sie nun während der folgenden Ausatmung die begleitende Bewegung wahrzunehmen.

- Sinken Sie beim Ausatmen immer in sich zusammen?
- Fallen Ihre Schultern nach vorn?
- Schiebt sich Ihr Bauch nach vorn, oder zieht er sich zurück?
- Fällt Ihnen noch etwas an Bewegung auf – im Rücken, in den Seiten?

Wie sitzen Sie?

- Aufgerichtet oder sehr relaxt?
- Können Sie so etwas wie eine Schaukelbewegung wahrnehmen?
- Beim Ausatmen sinken sie nach vorn.
- Beim Einatmen richten Sie sich auf.
- Was ist länger, die Ausatmung oder die Einatmung?
- Lassen Sie Ihren Atem doch einfach kommen, nicht die Luft holen, sondern sie einströmen lassen.

Versuchen Sie sich etwas Zeit zu lassen, nachdem Sie eingeatmet haben, und auch nach der Ausatmung. Nur so lässt sich feststellen, ob Ihre Ein- oder Ausatmung länger ist.

Funktionelle Wirbelsäulengymnastik

Auch wenn Beschwerden und die sie verursachenden Veränderungen an der Wirbelsäule auf bestimmte Bereiche beschränkt sind, müssen immer die gesamte Wirbelsäule und die Haltung in das Training miteinbezogen werden.
Jedes Bewegungssegment (einzelner Bereich) ist als Glied in einer koordinierten (das heißt aufeinander abgestimmten) Bewegungsstelle aufzufassen und funktioniert deshalb nicht selbstständig. Wie wir ja schon erfahren haben, hängt von der richtigen Haltung – auch bei Arbeitsverrichtungen – in hohem Maße die Belastung der Wirbelsäule und bestimmter Bewegungssegmente im Einzelnen ab. Ein bereits vorgeschädigter Bereich wird bei entsprechender Belastung ermüden und schmerzhaft reagieren. Insofern sind Schmerzen ein Zeichen für die zumutbare Belastbarkeit.
Die Entlastung und Erholung für die Bandscheiben, Wirbelgelenke, Bänder und Muskeln findet in der horizontalen Ruhelage statt. Dabei führt die Aufnahme von Flüssigkeit und Ernährungssubstanzen in die Bandscheiben und Wirbelgelenkknorpel zur Veränderung der Körpergröße. Bei sechs- bis achtstündiger Ruhelage kann der Mensch bis zu zwei Zentimeter größer werden.
Sie können sich deshalb vorstellen, dass erst ein ausgewogener Wechsel zwischen Belastung und Entlastung eine wesentliche Voraussetzung für die Gesunderhaltung der Wirbelsäule ist. Die Übungen zielen deshalb nicht

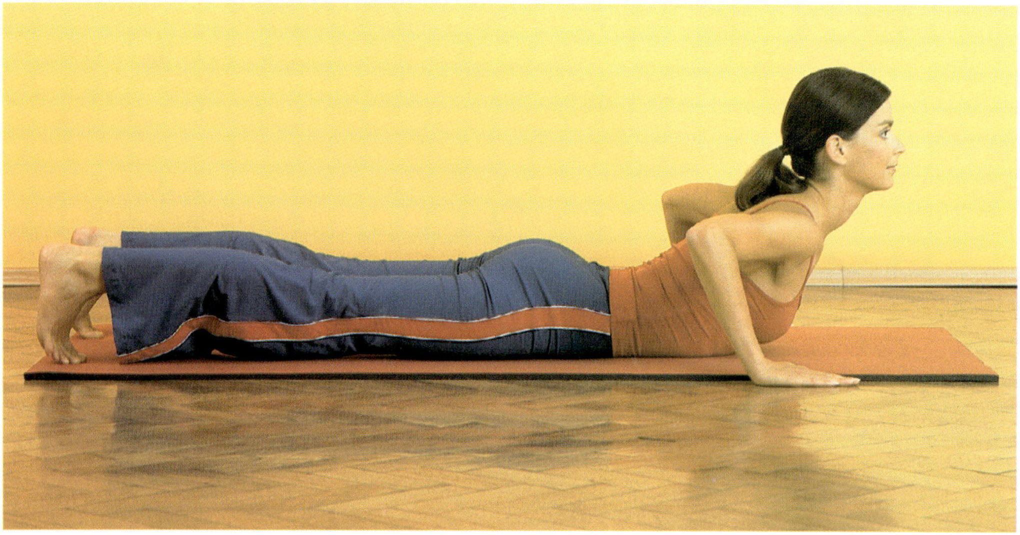

Wichtig ist bei allen Übungen, dass Sie Ihre persönlichen Grenzen erkennen und beachten.

nur auf diesen notwendigen Wechsel ab, sondern erhöhen gleichzeitig die eigene Ermüdungsgrenze und Leistungsfähigkeit.
Schließlich wird durch die funktionalen Übungen die Muskulatur gekräftigt, die die Wirbelsäule in aufrechter Streckhaltung im Gleichgewicht hält. Daran ist nicht nur die Rückenstreckmuskulatur beteiligt, sondern auch die Bauchmuskulatur, die Gesäßmuskeln sowie die Haltungsmuskeln der Beine.
Für die untere Halswirbelsäule und Brustwirbelsäule spielt die Schultergürtelmuskulatur eine ebenso wichtige Rolle. Wenn Sie einmal versuchen, Ihre Bauch- und Gesäßmuskulatur kräftig anzuspannen, können Sie selbst erfahren, dass eine Streckung bis in die Halswirbelsäule und eine gleichzeitige Dehnung des Schultergürtels hervorgerufen wird. Daraus wird deutlich, dass für Haltungskorrekturen und Übungen auf die einzelnen Wirbelsäulenbereiche begrenzte Muskelübungen allein nicht ausreichen.
Es müssen also immer ausgedehnte Teil- bis Ganzkörperübungen durchgeführt werden, auch wenn schwerpunktmäßig der betroffene Wirbelsäulenbereich gestärkt werden soll. Dieser ganzheitliche Aspekt, der auch in den Atem- und Entspannungsübungen seinen Ausdruck findet, bestimmt im Wesentlichen unser nun folgendes Übungsprogramm.

Merke

Zu wenig bringt nichts, zu viel schadet (Überanstrengung!). Erfolge stellen sich oft erst nach längerem, regelmäßigem Üben ein.

Das Morgenprogramm für einen guten Tag

Beobachten Sie einmal die Tiere um sich herum: Katze und Hund. Bewundernswert ist, wie sie sich nach einer Ruhepause dehnen. Wenn sie dann laufen oder springen, werden nur die notwendigen Muskeln genutzt. Das wäre auch für uns der optimale Zustand. In der Regel sind wir jedoch so verspannt, dass wir selbst nach dem Schlafen dieser Anspannung in der morgendlichen Steifheit wieder begegnen. Nun ist aber alles, was Dauer hat, einem Rhythmus unterworfen. Ohne auszuatmen, können wir nicht einatmen, wir können nicht arbeiten, ohne auszuruhen. Muskuläre Anspannung, der keine Entspannung folgt, wird schmerzhaft, wie wir nur allzu gut wissen, und muss beseitigt werden. Wichtig ist daher, diesen Rhythmus von Anspannung und Entspannung wieder zu finden. Durch ihn erfolgt der Blutzufluss, der die Muskeln ernährt. Gelenke und Glieder werden besser durchblutet und geschmeidiger. Eine gesunde Blutzirkulation ist auch eng mit der Zirkulation der Energie im Körper verbunden. Es lohnt sich, Anspannung und Entspannung in einen gesunden Rhythmus zu bringen. In diesem Sinn ist auch unser Morgenprogramm zu sehen, eine Generalmobilmachung, nicht nur für die Wirbelsäule.

Dehn- und Räkelübung

Ziel dieser Übung ist es, die Durchblutung anzuregen, um die morgendliche Steifheit zu lösen, eine Dehnung der vorderen Rumpfmuskulatur einzuleiten und außerdem das Atemzentrum anzuregen.

Ausführung
In Rückenlage die Arme hinter den Kopf führen, die Beine leicht grätschen. Räkeln Sie sich in den Armen, Schultern und Beinen. Dehnen Sie sich bis in die Fersen. Spreizen Sie Zehen und Finger im rhythmischen Wechsel. Zehen einkrallen, Fäuste ballen, beides spreizen und dazu rhythmisch atmen.
Wiederholen Sie dies fünfmal, dann den Körper im Ganzen ausspannen, die Brust vorwölben und ein leichtes Hohlkreuz formen. Bleiben Sie in dieser Position, und atmen Sie in dieser Stellung besonders langsam, der Stresspegel bleibt dann niedrig. Anschließend die Lendenwirbelsäule fest an die Unterlage drücken. Die Druckspannung noch gut 15 bis 20 Sekunden halten. Danach den Rücken langsam entspannen.

So atmen Sie richtig
Atmen Sie am besten auf Zischlaute aus (»F-Sch-Ssss«), das reinigt die Lunge und fördert die Entgiftung des Körpers, außerdem verbessert es die Einatemqualität.
Halten Sie auch während der Anspannung niemals den Atem an.

Atem- und Gähnübung

Ziel dieser Übung ist: richtiges Atmen. Es verbessert die Lebensqualität, reinigt, entgiftet, entschlackt. Die Sauerstoffanreicherung unterstützt die Herztätigkeit (Aortengymnastik), fördert die Verdauung, stärkt Leber und Nieren, bekämpft Stress-Angst-Depressionen und lässt Sie rundherum besser aussehen.

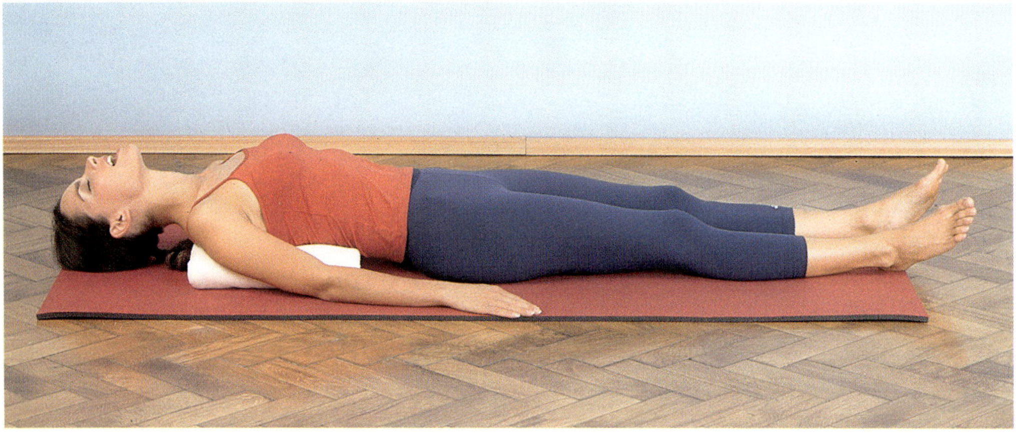

Zum Entspannen ist richtiges Atmen nötig. Versuchen Sie, möglichst oft gezielte Atemübungen durchzuführen.

Ausführung
In Rückenlage liegen, den oberen Rücken mit einem Kissen unterstützen. Breiten Sie die Arme seitwärts aus. Beachten Sie zur Orientierung die Abbildung. Ahmen Sie nun ein Gähnen nach. Den Mund und Schlund dabei so weit wie möglich öffnen (als ob eine große Pampelmuse durchrutschen sollte). Nun ein anhaltendes großes, lautloses »ah« und dabei einatmen. Als kurzes tonloses »ha, ha, ha« bei offenem Mund wieder aushecheln. Wiederholen Sie dies, bis der echte Gähnreiz einsetzt. Nun ausgiebig gähnen.

Tiefatmungstechnik
Tiefes Einatmen durch die Nase, der Bauch hebt sich, die Brust weitet sich, die Brust hebt sich. Ausatmen durch eine kleine Mundöffnung, der Bauch senkt sich, die Brust verengt sich, die Brust sinkt ab.
Atmen ist Leben – einatmend nehmen Sie Lebenskraft und Energie auf, ausatmend scheiden Sie Verbrauchtes aus. Ausatmen bedeutet auch Loslassen. Tiefes, gesundes Atmen erleichtert das Loslassen-können und befreit von oft sehr fest sitzenden Blockaden.

Anmerkung
Duftatmen für ein strahlendes Aussehen und für eine bessere Gehirndurchblutung: Atmen Sie sehr langsam und intensiv den Duft Ihrer Lieblingsblume oder Ihres Parfums ein, mindestens fünfmal. Stellen Sie sich beim Ausatmen vor, wie dieser Duft durch Ihre Gesichtsporen nach außen strömt und Sie verschönt.

Beckenschaukel

Ziel dieser Übung ist die Mobilisierung der Lendenwirbelsäule, die Kräftigung der Bauchmuskulatur, das Fixieren der Grundspannung (Wirbelsäulenhaltespannung).

Ausführung
Sie liegen in der Rückenlage. Die Arme werden nach oben angewinkelt

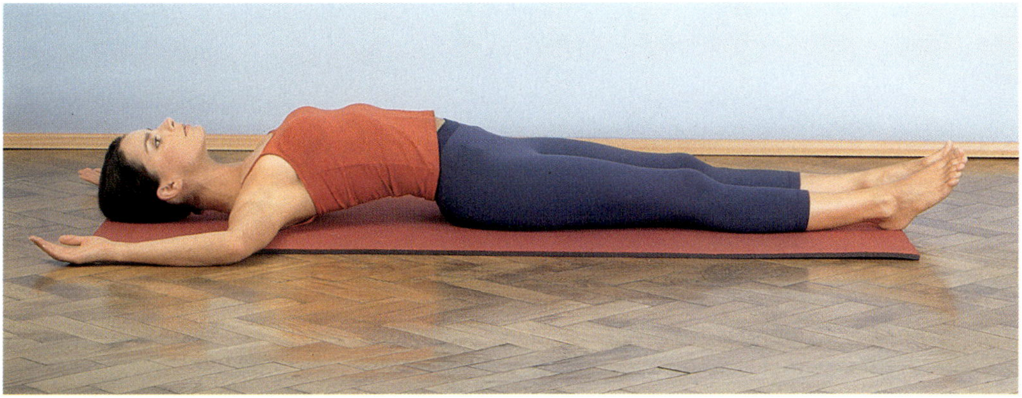

Mit dieser Übung wird gleichzeitig die Muskulatur trainiert und die Wirbelsäule mobilisiert.

abgelegt, die Beine sind ausgestreckt. Wölben Sie Ihren Bauch nach oben, formen Sie ein Hohlkreuz (→ Abbildung Seite 49). Danach drücken Sie Ihre Lendenwirbelsäule fest an die Unterlage. Bewegen Sie sich langsam im Wechsel auf und ab. Die Übung sollte fünf- bis zehnmal durchgeführt werden.

So atmen Sie richtig
Beim Hohlkreuz einatmen – tief in den Bauch. Beim Lendendruck ausatmen auf einen Zischlaut, dabei die Bauchdecke tief einziehen.

Fixieren der Grundspannung
Die Beine leicht angewinkelt aufstellen, ziehen Sie die Beckenbodenmuskeln an, das heißt Pomuskeln anziehen, Blasenbereich hoch ziehen, Bauchmuskeln tief einziehen und die Schulterblätter abwärts zum Gesäß ziehen. Der Rücken liegt fest auf. Nun abwechselnd die Fußspitzen anziehen und die Fersen auf den Boden drücken. Danach die Fersen anheben und die Fußspitzen aufstellen. Während der Fußbewegung darf sich der Rücken nicht vom Boden lösen. Atmen Sie rhythmisch zur Bewegung.

Anmerkung
Die Entspannung nicht vergessen! Gönnen Sie sich eine kleine Erholungspause mit ruhigem Atmen und einem freundlich entspannten Gesichtsausdruck. Schließen Sie dazu Ihre Augen, und entspannen Sie besonders Ihre Stirn.

Beckenkreisen

Ziel dieser Übung ist die Mobilisierung und Durchblutung des ganzen Lendenwirbelsäulenbereichs, und sie dient außerdem der wohltuenden Entspannung.

Ausführung
Sie liegen in der Rückenlage. Die Arme liegen neben dem Körper. Setzen Sie Ihre Beine angewinkelt und weit geöffnet auf. Fixieren Sie Ihre Fersen fest in der Unterlage, und ziehen Sie die Fußspitzen hoch. Drücken Sie dabei Ihr Kreuz fest an die Unterlage. Ziehen Sie Ihren Blasenbereich innen hoch und den Bauch ein. Mit gehaltener Spannung beginnen Sie nun die Drehbewegung des Beckens nach rechts. Ihre Knie und Füße führen die Bewegung nach rechts, nach vorn und wieder nach links aus.
Die Übung sollten Sie fünf- bis zehnmal wiederholen und dann die Drehrichtung wechseln.

So atmen Sie richtig
Die Atmung der Bewegung rhythmisch anpassen. Beim Einatmen sollten Sie die Zungenspitze in Richtung Gaumen zeigen lassen. Auf diese Weise können Sie Ihre Atmung besser kontrollieren.

Anmerkung
Bei auftretenden Schmerzen sollten Sie die Übung noch langsamer ausführen und zudem einen kleineren Radius wählen.

Der Beckenboden, Ihr Kraftpaket

Die Beckenbodenmuskeln stellen ein Kraftpaket aus drei Muskelschichten dar, die den ganzen Körper halten müssen und verhindern, dass die Beckenorgane nach unten absinken. Die Kontraktion der Beckenbodenmuskeln, wie in der Grundhaltung beschrieben (→ Seite 32), spielt in fast allen Übungen dieses Buches eine wichtige Rolle. Aus diesem Grund möchten wir Ihnen wissenswerte Einzelheiten über diesen sehr bedeutenden Körperbereich vermitteln.

Vitalität für das Nervensystem

Im Fachjargon bezeichnet man den Beckenbodenmuskel als Pc-Muskel (Pubococcygeus-Muskel). Durch das richtige Anspannen dieser Muskelregion kann, wie an der Wiener Universität festgestellt wurde, messbar mehr Lebensenergie über das Rückenmark ins Nervensystem fließen.

Diese Energie fördert die allgemeine Gesundheit und verringert die Anfälligkeit durch Infektionen. Gute Erfolge zeigen sich auch bei Übergewicht, Schlaf- und Konzentrationsstörungen, Stress und innerer Unruhe. Durch das Training dieser Kernkraftmuskeln erreichen Sie Koordination und Aktivierung beider Gehirnhälften und dadurch eine Stärkung Ihres Willens und Ihrer Motivation.

Der Pc-Muskel befindet sich im unteren Beckenbereich und verläuft vom Schambein zum Steißbein, ca. zwei bis drei Zentimeter unter der Hautoberfläche.

Durch eine bestimmte Art der Entspannung des Muskels und der dazugehörigen Körperhaltung erfolgt, vereinfacht ausgedrückt, eine energetische Verbindung zum Gehirn. Mittels des mehrmaligen Anspannens des Muskels wie in der Kraft von Bewegungsabläufen werden überdies Endorphine (körpereigene Glücksstoffe) freigesetzt.

Vorsorge körperlicher Fehlhaltung

Wird der Muskel nicht trainiert und immer schwächer, kann dies mit der Zeit zu Harninkontinenz führen. Da ein Teil der Beckenbodenmuskeln am Steiß- und Kreuzbein ansetzen, wirken sie auf die Haltung des Beckens und die Wirbelsäule aufrichtend ein. Andere Muskeln sind an der Auswärtsdrehung der Beine beteiligt. Damit wirken sie bei guter Spannkraft gleichermaßen X- wie O-Beinen, Knick- und Senkfüßen und dem als Hallux Valgus bekannten übermäßigen Großzehenballen entgegen. Bereits nach einigen Wochen Training wird sich der Erfolg einstellen. Selbst wenn Sie bereits über einen kräftigen Pc-Muskel verfügen, verhilft Ihnen dieses tägliche Training zur Steigerung Ihrer Energie.

Tipp

Entspannen Sie sich nach dem Üben mit einem freundlichen Lächeln. Damit steigern Sie Ihr Wohlbefinden.

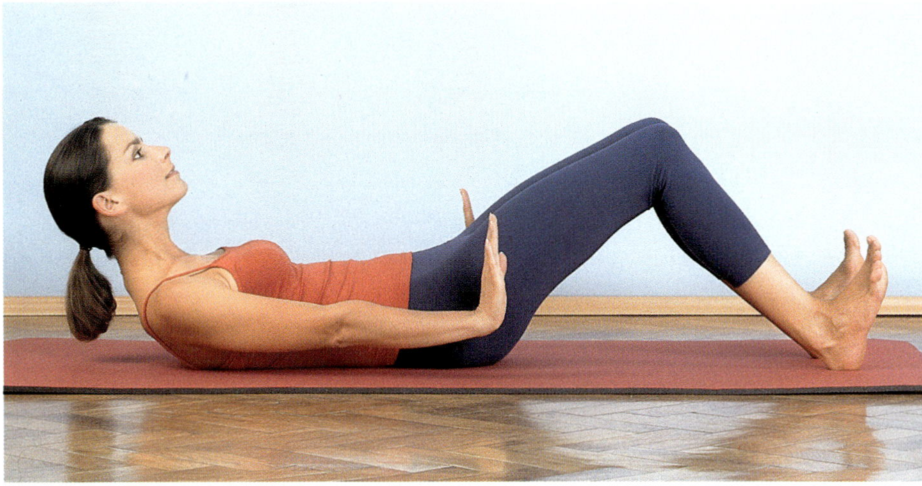

Das Training der Kernkraftmuskeln steigert die Lebensenergie und damit das Wohlbefinden.

Kernkraftübung 1

Ziel dieser Übung ist die Kräftigung der geraden und schrägen Bauchmuskulatur, der Aufbau der Grundspannung und außerdem die Anregung des Kreislaufs.

Ausführung
Die Beine sind aufgestellt, die Arme liegen lang neben dem Körper. Winkeln Sie Ihre Füße nach oben an, und drücken Sie Ihre Fersen in die Unterlage. Bauen Sie Ihre Kernkraft auf: Spannen Sie die Beckenbodenmuskeln an, die Pomuskeln anziehen, den Blasenbereich hochziehen, die Bauchmuskeln einziehen und die Schulterblätter abwärts in Richtung Gesäß ziehen. Den Rücken fest an den Boden fixieren. Halten Sie diese Anspannung. Heben Sie Ihren Kopf und den Schultergürtel an. Das Kinn zeigt schräg zur Decke. Heben Sie Ihre lang ausgestreckten Arme zwei bis fünf Zentimeter von der Unterlage hoch. Winkeln Sie Ihre Hände im Handgelenk nach oben an. Nun im Wechsel anspannen und entspannen.

Praxis-Tipp

Ob Ihr Pc-Muskel kräftig genug ist, können Sie anhand eines Tests feststellen: Versuchen Sie Ihren Urinfluss in der Anfangsphase zu unterbrechen. Wenn Ihnen dies nicht gelingt, ist es dringend an der Zeit, die Kernkraftübung in Ihre Haltung und Gymnastik mit einzubeziehen.

Anspannen
Spreizen von Fingern und Zehen, dabei sind der Kopf und die Arme angehoben und die Füße angewinkelt (→ Abbildung oben).

Entspannen
Den Kopf und die Arme ablegen, die Füße aufstellen.

So atmen Sie richtig
Während der Entspannung langsam einatmen, nur durch die Nase oder mit Zischlauten ausatmen. Einatmen während der Anspannung.

Kernkraftübung 2

Ziel dieser Übung ist die Kräftigung besonders der schrägen Bauchmuskulatur.

Ausführung
Bauen Sie die Grundspannung auf. Halten Sie den Lendendruck, und berühren Sie mit der linken Hand das rechte Knie und umgekehrt. Halten Sie die Hand jeweils zehn bis fünfzehn Sekunden auf jeder Seite, und atmen Sie dabei langsam und sehr bewusst.

Wichtig
Diese tiefenwirksame Übung nur nüchtern ausführen! Und lassen Sie sich Zeit für das Entspannen.

Kernkraftübung 3

Das Ziel dieser Übung ist die Kräftigung und die Mobilisierung der Lendenwirbelsäule.

Ausführung
Sie liegen in der Rückenlage. Die Beine sind lang ausgestreckt, die Hände legen Sie auf den Bauch (→ Abbildung unten). Bauen Sie Ihre Kernkraft auf, und erhalten Sie die Grundspannung während der Übung. Verschieben Sie abwechselnd Ihre Hüften, und zwar rechts rauf in Richtung Kopf und dann links runter in Richtung Fuß. Dazu bewegen sich Ihre ausgestreckten Beine mit in diese Richtung. Wiederholen Sie das Verschieben fünf- bis zehnmal. Aktivieren Sie Ihren Magen und Darmtrakt. Atmen Sie bewusst durch beide Nasenöffnungen ein. Ausatmen

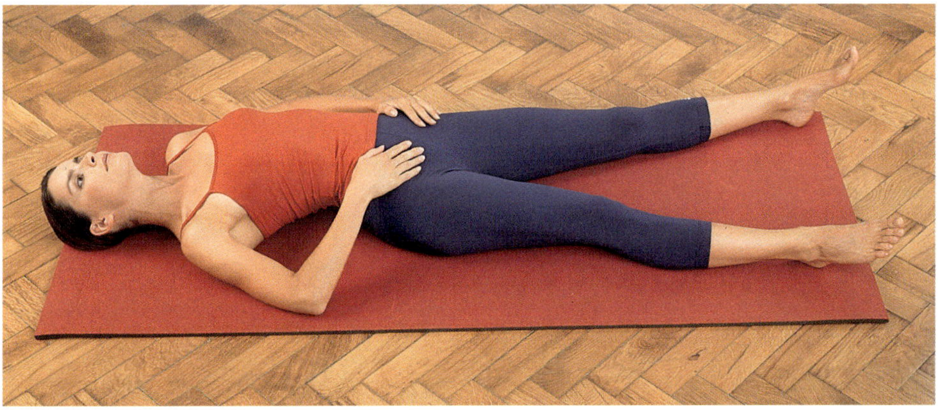

Vergessen Sie bei den Übungen nicht, sich immer wieder genügend zu entspannen.

auf »ha, ha, ha«. Zum Schluss der Ausatmung den Rest der Luft durch die Nase ausstoßen. Nun den Atem anhalten und den Bauch tief einziehen. Danach folgt erst die Hüftbewegung, und zwar nur so lange, wie Sie den Atem anhalten können. Wenn Sie einatmen müssen, dann halten Sie die Bewegung an. Wiederholen Sie diese Übung dreimal.

Kernkraftübung 4 mit Drehung

Ziel dieser Übung ist die intensive Rückendehnung. Sie entspannt, lockert, macht beweglich und fördert die Flexibilität.

Ausführung

Sie liegen mit seitlich ausgestreckten Armen, die Beine sind aufgesetzt. Wichtig ist nun Folgendes: Bevor Sie sich drehen, aktivieren Sie Ihre Grundspannung. Bauen Sie dazu Ihre Kernkraft auf wie in den Übungen zuvor. Versuchen Sie diese zu erhalten, während Sie üben.

Drehen Sie nun Ihre Hüften und Knie zur rechten Seite und den Kopf dabei zur linken Schulter. Strecken Sie nun Ihr linkes Bein in Richtung rechtes Knie aus, und winkeln Sie den Fuß wieder an. Sie haben dabei eine gedehnte Ferse und angezogene Fußspitzen. Bleiben Sie in dieser Haltung (→ Abbildung unten), und führen Sie die Tiefatmung dreimal aus.

Achten Sie darauf, dass Sie sich nur so weit drehen, wie es noch möglich ist, die Schultern am Boden zu halten. Danach können Sie sich zur linken Seite drehen.

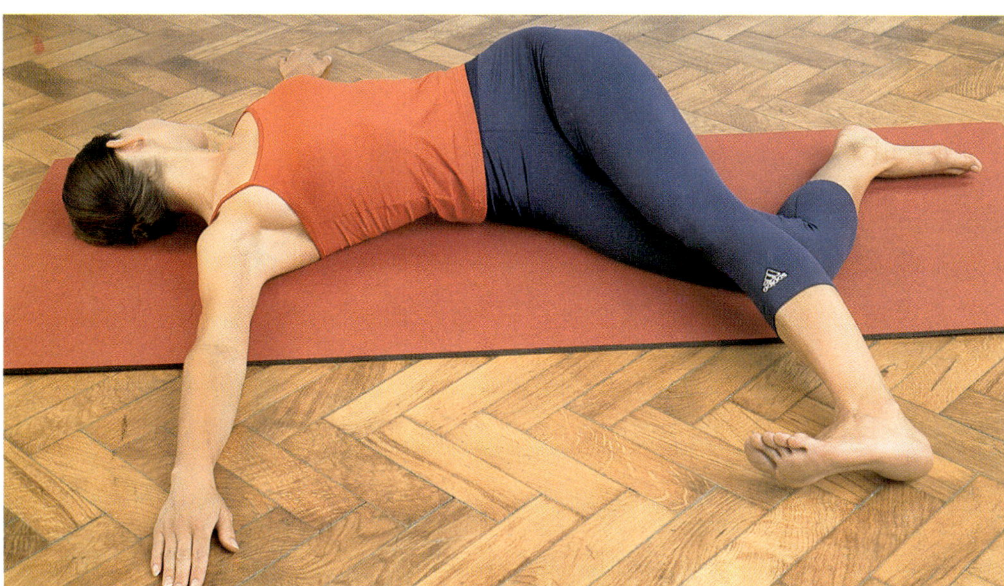

Bei dieser Übung können Sie die Wirkung durch die Tiefatmung noch weiter steigern.

So atmen Sie richtig
Vertiefen Sie die Übungswirkung mit der Tiefatemtechnik. Atmen Sie bewusst durch beide Nasenöffnungen ein, dabei die Zungenspitze in Richtung Gaumen zeigen lassen. Ausatmen mit Zischlaut, und dabei den Blasenbereich nochmals nach innen hochziehen.
Die Dehnung der Rücken- und seitlichen Rumpfmuskeln nimmt durch die Tiefatmung erheblich zu.

Anmerkung
Achten Sie doch einmal darauf, welche Ihre Schokoladenseite ist. Zu welcher Seite fällt es Ihnen leichter. Da unser Körper auch immer Ausdruck unserer inneren Befindlichkeit ist, können uns Störungen unserer Beweglichkeit auch darauf hinweisen, wohin wir uns nicht drehen wollen.

Lendenschaukel mit anschließender Drehung

Ziel dieser Übung ist es, die Flexibilität und Durchblutung des Rückens zu fördern, den Verdauungstrakt anzuregen und die Lendenwirbelsäule zu entspannen.

Ausführung
Sie liegen in der Rückenlage. Ziehen Sie Ihre Knie mit hüftbreiter Öffnung auf den Bauch. Winkeln Sie Ihre Füße in Richtung Kopf ab. Umfassen Sie jedes Knie mit einer Hand, und drücken Sie sie noch etwas fester nach unten. Heben Sie die Ellenbogen seitlich etwas an, Ihr Brustkorb bekommt mehr Raum. Dehnen Sie Ihren Nacken, indem Sie Ihr Kinn zum Hals ziehen, ohne den Kopf anzuheben. Atmen Sie bewusst auf einen Zischlaut aus, das verstärkt die flache Lagerung, und ziehen Sie dabei den Bauch ein und die Schulterblätter abwärts.
Beginnen Sie nun nach links und rechts sanft zu schaukeln, und zwar 10- bis 20-mal.
Anschließend kreisen Sie mit Ihrem Becken zehnmal rechts- und zehnmal linksherum.

So atmen Sie richtig
Atmen Sie besonders gut aus. Zischlaute haben eine reinigende Wirkung. Aktivieren Sie Ihre Bauchatmung, indem Sie bei der Einatmung Ihren Bauch fest nach oben gegen die angezogenen Oberschenkel pressen.

Übungsprogramm für die Halswirbelsäule

Die Halswirbelsäule ist der beweglichste Teil des Achsenorgans Wirbelsäule, aber auch der anfälligste. Nicht nur Kopfschmerzen, sondern auch Schwindelgefühle, zur Steifheit neigende Schultern oder die Taubheit der Hände und Finger können auf Funktionsstörungen der Kopfgelenke und der Halswirbelsäule beruhen.
Durch die Halte- und Tragearbeit des Kopfes muss die Halswirbelsäule eine erhebliche Druckbelastung aushalten, wobei besonders die Übergänge zu

der relativ starren oberen Brustwirbelsäule beansprucht werden. Die ständigen Nacken- und Kopfschmerzen vieler Menschen in sitzenden Positionen beruhen zum größten Teil auf dieser statisch-muskulären Überbelastung, die zudem meist von schmerzhaften Verspannungen der Schulter- und Nackenmuskulatur begleitet wird. Der so genannte Schulterschmerz kann jedoch viele Ursachen haben. Am Schultergürtel müssen noch weitere Gelenke Berücksichtigung finden, zum Beispiel das Schlüsselbein-Brustbeingelenk, das Schlüsselbein-Schulterblattgelenk sowie noch andere Nebengelenke als Gleitebenen.
Das nun folgende Übungsprogramm enthält deshalb neben der funktionellen Gymnastik auch Übungen für Schultergürtelprobleme. Übrigens lassen sich die Übungen ohne großen Aufwand während Ihres beruflichen oder privaten Alltags durchführen, also im Büro oder zu Hause, an der Nähmaschine, dem Bügelbrett oder auch beim Handarbeiten oder Lesen. Wenn Sie nun noch den folgenden Hinweisen in Ihrem Alltag Beachtung schenken und dazu täglich einige Zeit trainieren, werden Sie bald beschwerdefrei sein und Ihren Kopf wieder frei bewegen können.
Vermeiden Sie allerdings unbedingt übermäßige Bewegungen im vorgeschädigten Bereich. Entlasten Sie die Halswirbelsäule während der Nachtruhe. Übermäßige Rück- oder Vorneigungen des Körpers sowie Kombinationen mit Seitdrehungen sollten vermieden werden. Das kann auch durch ein kleines Kissen zur Unterstützung des Kopfes beziehungsweise des Nackens und durch die Vermeidung der Bauchlage erreicht werden.
Eine Patentlösung, die all Ihre Störfaktoren psychischer oder sozialer Art berücksichtigt, können wir Ihnen leider nicht anbieten. Wenn Sie sich aber Ihrer körperlich-seelischen Zusammenhänge bewusst werden, beispielsweise Ihres alltäglichen Ärgers, Ihrer schwelenden Konflikte, Ihrer Sorgen, Ihrer Schuldgefühle, die alle in Ihrem Körper Stressreaktionen auslösen, die wiederum mit Anspannung einhergehen, haben Sie bereits den ersten Schritt zur Loslösung von vielen Zwängen getan und eine Änderung der inneren und äußeren Haltung eingeleitet.

Grundübung – Schmetterlingshaltung

Ziel dieser Übung ist die Stabilisierung der Halswirbelsäule und die Kräftigung der Nackenmuskulatur.

Ausführung
Sitzend oder stehend. Aktivieren Sie durch Fußdruck zum Boden die Grundspannung. Richten Sie das Becken und den Brustkorb auf. Strecken Sie den Rücken, und bauen Sie Ihre Kernkraft auf, das heißt Po und Blasenbereich anziehen – Bauch einziehen – Schulterblätter abwärts ziehen. Die Spannung so gut wie

möglich halten, während Sie üben. Legen Sie beide Hände im Nacken am Anfang der Wirbelsäule übereinander (→ Abbildung unten). Gleichzeitig schieben Sie den Kopf nach oben hinaus. Drücken Sie die Ellenbogen und Schultern leicht nach hinten. Das Kinn ist dabei zum Hals gezogen, ohne dass dabei der Kopf gebeugt wird. Den Druck langsam aufbauen und steigern. Sie sollten die Druckspannung mindestens 15 Sekunden lang halten.

Tipp

Den Kopfschub, also den Hinterkopf nach oben hinausschieben, bei allen Übungen beachten.

Variation 1

Die linke Hand greift seitlich über den Kopf, drückt gegen die rechte Kopfseite. Dasselbe passiert mit der rechten Hand. Die Nackenmuskeln bleiben dabei angespannt. Sie halten die Spannung mind. 15 Sekunden.

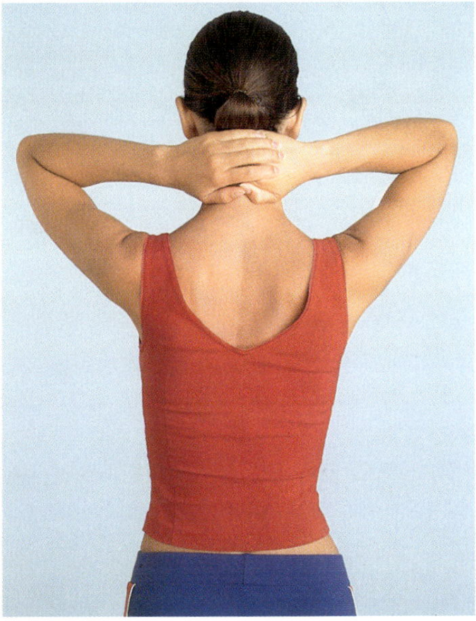

Diese Übung können Sie problemlos jederzeit und überall durchführen – je nach Bedarf, im Sitzen oder Stehen.

Variation 2

Hände im Nacken übereinander legen, Kopf langsam nach vorn beugen, Nackenmuskeln kräftig gegen den Druck der Hände spannen, Druckspannung allmählich steigern, bis zu sechs Sekunden halten. Kopf noch tiefer beugen und erneut Nackenspannung aufbauen, halten und lösen.

Variation 3

Hände im Nacken übereinander legen, eventuell die Grundspannung noch einmal aufbauen und dann die Ellenbogen wie Schmetterlingsflügel ca. 30-mal vor- und zurückbewegen.

So atmen Sie richtig

Langsames bewusstes Atmen auf Zischlaute. Das stabilisiert die aufrechte Beckenhaltung und hält den Stresspegel niedrig.

Kombinationsübung für Hals und die Schultern

Hierbei geht es darum, die Halswirbelsäule zusammen mit den Schultergelenken zu trainieren. Ziel dieser Übung ist die Dehnung, Entspannung, Lockerung und Kräftigung der Muskulatur und der Gelenke.

Ausführung für alle drei Übungen
Sie sitzen oder stehen mit aufgebauter Grundhaltung. Heben Sie den rechten Arm ausgestreckt in Schulterhöhe an. Umfassen Sie mit der linken Hand den rechten Ellenbogen, und drücken Sie den ausgestreckten rechten Arm langsam vor die linke Schulter. Die Dehnung 20 bis 50 Sekunden lang halten. Schließen Sie Ihre Augen, und entspannen Sie sich während der Haltephase (→ Abbildung unten).
Legen Sie nun die rechte Hand auf das linke Schulterblatt, und drücken Sie den Ellenbogen noch weiter nach hinten. Die Dehnung der rechten Nackenmuskulatur verstärkt sich. Diese Dehnung 20 bis 60 Sekunden halten. Entspannen Sie sich dabei.

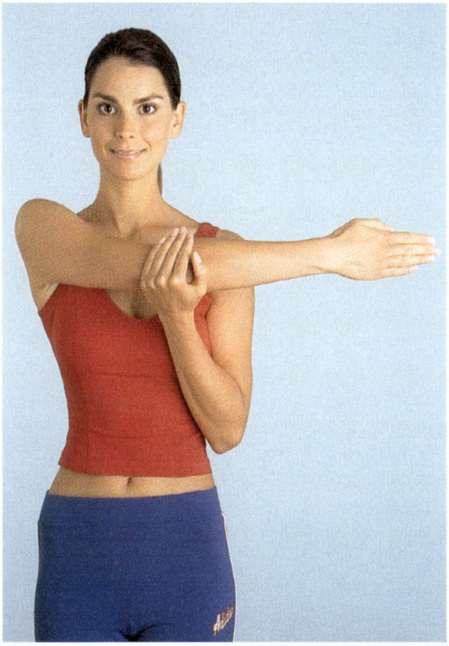

Die sensible Halswirbelsäule ist besonders häufig von Störungen betroffen.

So atmen Sie richtig
Sie sollten bewusst langsam atmen, und versuchen Sie dabei freundlich zu lächeln. Die äußere Freundlichkeit bewirkt eine innere freundliche Grundhaltung. Sie bleiben – trotz Spannung – entspannt.

Ausführung
Heben Sie nun beide Arme hoch, und lassen Sie den Ellenbogen los. Legen Sie die rechte Hand auf das linke Ohr, ziehen Sie den Kopf sehr sanft nach rechts. Führen Sie den linken Arm in einem weiten Bogen zur linken Seite. Die Handfläche zeigt dabei nach außen. Halten Sie die linke Hand nach oben abgewinkelt, Ihre Finger sind gespreizt. Die Dehnung wieder 20 bis 50 Sekunden halten. Entspannen Sie sich danach.

Anmerkung
Diese Übungsfolge gehört zusammen und ist sehr gut aufeinander abgestimmt. Verändern Sie deshalb nicht die Reihenfolge der drei hier vorgestellten Übungen.

Ausführung
Lösen Sie die rechte Hand vom linken Ohr. Führen Sie den rechten Arm in weitem Bogen abwärts. Beide Arme hängen herab, sie sind entspannt oder gespreizt.
Bei gedehntem Nacken beugen Sie jetzt den Kopf nach vorn. Den Kopf nun zur linken und rechten Schulter langsam hochdehnen und dabei den Blick mitnehmen. Wiederholen Sie

das Drehen zu jeder Seite drei- bis fünfmal. Heben Sie dann den Kopf wieder an. Dehnen Sie den Nacken durch Hinausschieben des Hinterkopfes. Das Kinn zieht dabei in Richtung Hals, ohne den Kopf zu beugen. Entspannen Sie sich. Wiederholen Sie die Übungsreihe zur anderen Seite.

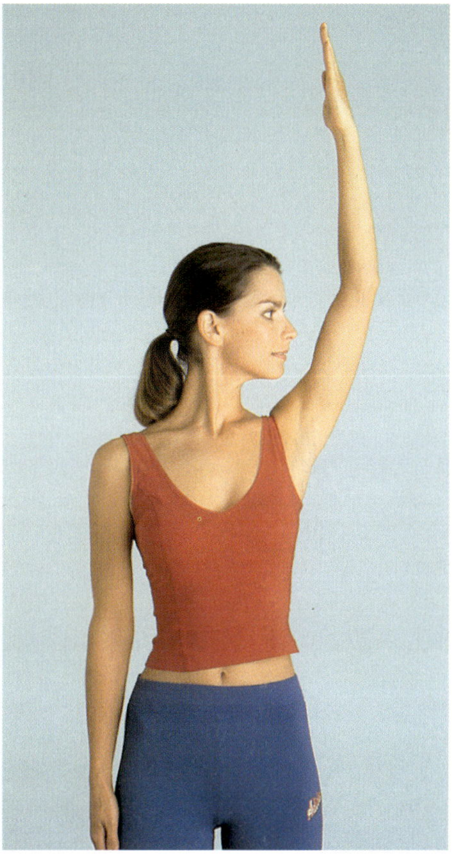

Durch diese Übung können verkrampfte Muskeln gelockert werden.

Chiro-Gymnastik

Ziel dieser Übung ist die Lockerung der verkrampften Schulter- und Nackenmuskulatur sowie außerdem die Mobilisierung der behinderten Gelenkmechanik.

Ausführung

Sie stehen aufrecht mit leicht gegrätschten Beinen. Bauen Sie Ihre Kernkraft auf, die Grundspannung für die aktive Haltung. Sie heben den linken Arm gestreckt an. Gleichzeitig drehen Sie den Kopf nach links und blicken zur linken Schulter (→ Abbildung rechts).

Führen Sie den linken Arm gestreckt nach vorn abwärts, und drehen Sie gleichzeitig den Kopf nach rechts. Der Blick geht dementsprechend zur rechten Schulter. Führen Sie nun den linken Arm in weitem Bogen rückwärts hoch, und drehen Sie dabei den Kopf wieder nach links. Wiederholen Sie diese Übung mit dem linken Arm vier- bis sechsmal, dann wechseln Sie den Arm.

Tipp

Überschreiten Sie niemals die eigene Belastungsgrenze. Dehnen Sie nur so weit, wie es Ihre Beweglichkeit erlaubt.

So atmen Sie richtig

Atmen Sie bewusst – ruhig, langsam und gleichmäßig. Ihr Atem sollte sich immer dem Rhythmus der Übung anpassen.

Variation

Die gleiche Übung kann auch mit der Rückwärtsdrehung des Armes durchgeführt werden. Probieren Sie, was Ihnen angenehmer ist.

Anmerkung
Diese Übung passt hervorragend zu den vorhergehenden, denn der Körper sollte für chirogymnastische Übungen möglichst vorgewärmt sein.

Autofahrer-Übung

Ziel dieser Übung ist die Entstauung des Nackengebietes, freies Durchatmen sowie die Lösung von Energieblockaden, Druckgefühlen und Beklemmungen durch Entspannen des Brustkorbs.

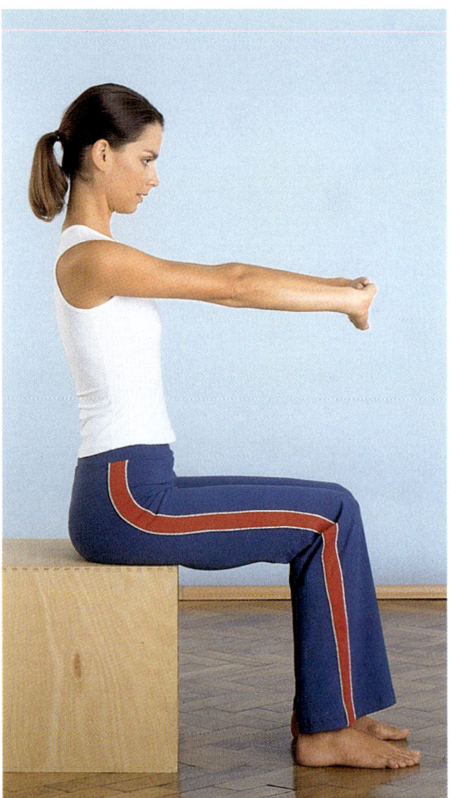

Die richtige Atemtechnik hilft bei der Lösung von Blockaden und vertieft die Entspannung.

Ausführung
Sie sitzen oder stehen, wie es Ihnen lieber ist. Bauen Sie die Kernkraft auf, sie ist die Grundspannung des Körpers. Strecken Sie beide Arme nach vorn aus. Winkeln Sie dabei die Hände nach innen ab, die Handflächen zeigen nach außen. Stellen Sie sich vor, etwas Schweres wegzuschieben. Richten Sie den Brustkorb auf, und ziehen Sie die Schultern zurück. Ziehen Sie die Gesäßmuskeln an, und aktivieren Sie die Bauchmuskeln. Dehnen Sie den Nacken, indem Sie das Kinn zum Hals ziehen, ohne den Kopf zu beugen. Nun schieben Sie Ihr Kinn weit nach vorn und beugen dabei ausatmend den Kopf nach unten an den Hals (→ Abbildung links). Einatmend heben Sie den Kopf wieder an, dabei bleibt das Kinn am Hals, bis der Kopf gerade aufgerichtet ist.

Variation
Als Gegendruck für die Hände können Sie auch eine Wand oder eine Tischkante nehmen oder sie in der Pause beim Autofahren gegen das Lenkrad drücken. Diese Übung hat sich hierbei bestens bewährt. Ihre Haltung stabilisiert sich, wenn Sie Ihren Rücken dabei fest gegen die Rückenlehne drücken.

So atmen Sie richtig
Mit Zischlauten auf »S«, »Sch« oder »ss« – oder mit spitzen Lippen auf »Ffff«, das entstaut und reinigt und entlüftet die Lunge, das Einatmen wird automatisch tiefer.

Entspannungsübung

Ziel dieser Übung ist die Entspannung zur Körperwahrnehmung im Hals-Nacken-Schulter-Bereich.

Ausgangshaltung
Setzen Sie sich breitbeinig auf einen Stuhl, halten Sie Ihren Oberkörper aufrecht wie ein Reiter auf seinem Pferd. Legen Sie Ihre Hände locker in den Schoß. Stellen Sie sich vor, Sie halten die Zügel in der Hand. Ihre Schultern bewahren das Gleichgewicht. Ihr Kopf hat eine stolze Haltung, mit langem Nacken und eingezogenem Kinn.

Tipp

Bei dieser Übung sollten Sie mit geschlossenen Augen lächeln, die Entspannung wird so vertieft.

Übung 1
Drehen Sie nun Ihren Kopf leicht und ganz ohne Druck zur rechten Schulter. Schauen Sie über die Schulter zum Boden. Während Sie langsam ausatmen, lösen Sie in Ihren Schultern noch vorhandene Anspannungen. Bleiben Sie in dieser Position. Atmen Sie nun ruhig und gelassen weiter. Versuchen Sie, sich trotz der aufrechten Haltung ganz zu entspannen. Das wird Ihnen gelingen, wenn Sie jetzt Ihr Gesicht entspannen, insbesondere die Stirnmitte, und die Augen weich schließen, die Augenwinkel leicht abwärts ziehen, mindestens fünf Atemzüge so bleiben und alle Empfindungen, die sich einstellen, wahrnehmen. Anschließend drehen Sie Ihren Kopf locker, aber mit stolzer Haltung zur linken Schulter, lösen wieder alle Spannungen und bleiben für drei bis fünf langsame und ruhige Atemzüge in dieser Position.

Übung 2
Die Ausgangshaltung bleibt gleich. Stellen Sie sich vor, Ihr Kopf ist eine reife Ähre, die im Sommerwind hin und her schaukelt, nach links auf die Schulter und nach rechts. Lassen Sie eine ganz leichte, sanfte Schaukelbewegung daraus werden. Registrieren Sie wieder alle Empfindungen.

Übung 3
Schieben Sie Ihr Kinn weit nach vorn, und ziehen Sie es wieder dicht an den Hals, ohne den Kopf zu beugen. Legen Sie dabei eine Hand auf Ihr Brustbeinende, damit Sie dessen Auf-und-ab-Bewegungen erspüren können. Spüren Sie nach, lassen Sie sich ausreichend Zeit, die Entspannung auch wahrzunehmen.

Die Brustwirbelsäule

Es ist ein natürlicher Vorgang, dass die Elastizität nachlässt, wenn wir älter werden. Bei den Gelenken werden die Knorpelüberzüge weniger belastbar, bekommen Schäden, Knochenkanten werden breiter und uneben, Bänder und Sehnen spröder und weniger dehnbar. Wir weichen den

Schmerzen aus, bringen die Gelenke in Schonhaltung und bewegen uns dementsprechend wenig oder vorsichtig. Doch wer rastet, der rostet, dies gilt für Jung und Alt. Eine kräftige und trainierte Rückenmuskulatur und rückengerechtes Verhalten sind in der Lage, eine Schutzfunktion zu übernehmen, indem sie die betroffenen Bewegungssegmente stabilisieren, die Belastung der Bandscheiben und Wirbelgelenke herabsetzen und somit Rückenschmerzen verhindern.
An der Brustwirbelsäule gibt es neben den eigentlichen Wirbelgelenken noch Wirbelrippengelenke. Auch hier können degenerativ bedingte Schmerzen entstehen, die sich häufig durch tiefe Atemzüge verstärken und wie ein Reifen den Brustkorb einengen. Oder es kommt zur Reizung der Zwischenrippennerven, die einen positionsabhängigen ausstrahlenden Schmerz vom Rücken in die Brust hervorrufen.
Die nachfolgenden funktionellen Wirbelsäulengymnastikübungen trainieren deshalb neben der Haltungskorrektur im Wesentlichen die in der Regel schwach ausgeprägte Streckmuskulatur sowie die geschwächte Brustmuskulatur.
Fast alle Übungen können ohne großen Aufwand in den normalen Alltag integriert werden.

Tipp

Üben Sie langsam, damit Sie wahrnehmen können, wie sich Ihr Körper während der Bewegungen verhält.

Tipp

Die Tiefatemtechnik unterstützt die Dehnung und vertieft die Übungswirkung.

Den Brustraum dehnen

Ziel der Übung ist die Dehnung der vorderen Rumpfwand. Die durch Fehlhaltung zur Verkürzung neigende Muskulatur wird gedehnt und in eine natürliche Länge gebracht.

Ausführung
Sie sitzen in einer bequemen Haltung auf einem Stuhl, einem Sessel oder einer Couch. Lehnen Sie sich fest an die Rückenlehne an. Stellen Sie die Grundspannung durch Anziehen der Beckenbodenmuskeln und der Bauchmuskeln her. Heben Sie nun den rechten Arm gestreckt hoch bis weit hinter den Kopf, schauen Sie ihm nach. Dabei dehnen Sie sich weit nach hinten über die Rückenlehne.
Senken Sie den rechten Arm wieder, und heben Sie den linken Arm gestreckt hoch. Drücken Sie mit der Handfläche nach oben, und spreizen Sie die Finger. Senken Sie den linken Arm, und wiederholen Sie die Bewegung mit beiden Armen. Diese Übung können Sie beliebig oft wiederholen.

So atmen Sie richtig
Atmen Sie aus, während Sie die Arme heben und sich dehnen. Atmen Sie ein, wenn Sie oben sind, und senken Sie dann die Arme. Unten einatmen und wiederholen.

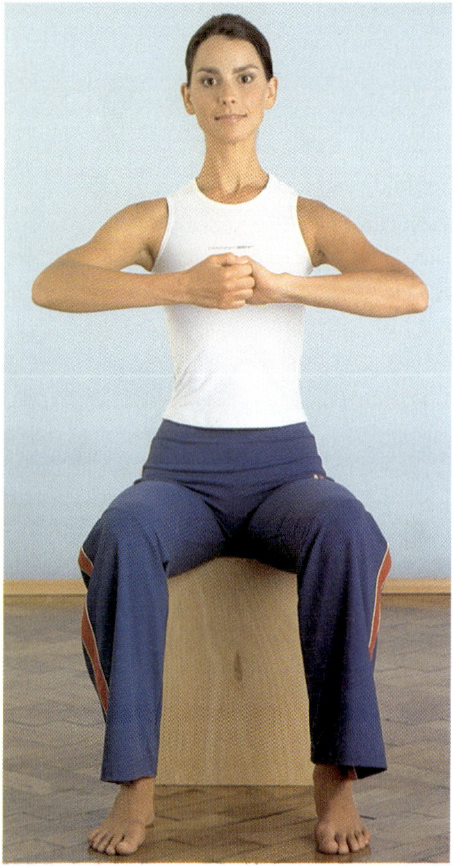

Die Übung können Sie auch im Stehen durchführen, wenn Sie das bevorzugen.

Den Brustkorb entspannen

Ziel dieser Übung ist die Entspannung des Brustkorbs. Das befreit den Lungen- und Herzraum von eventuellen Druckgefühlen.

Ausführung
Sie sitzen oder stehen mit aufgebauter Grundspannung. Heben Sie Ihre Arme angewinkelt so vor die Brust, dass beide Hände mit den Fingerspitzen zueinander zeigen. Drehen Sie jetzt eine Hand um, sodass beide Handflächen zueinander zeigen. Nun können Sie die Fingerspitzen ineinander fest verhaken. Ziehen Sie nun Ihre Hände und Arme kräftig auseinander (→ Abbildung links). Dabei dürfen sich die Finger nicht voneinander lösen. Halten Sie bei ruhiger und gleichmäßiger Atmung die Hände in dieser Position – etwa 20 bis 30 Sekunden lang. Die Übung kann drei- bis fünfmal wiederholt werden.

Händedruckvariationen

Ziel dieser Übung ist die Kräftigung der Brustmuskulatur.

Ausführung
Sie sitzen, stehen oder knien mit aufgebauter Grundspannung. Heben Sie Ihre Arme angewinkelt vor die Brust.

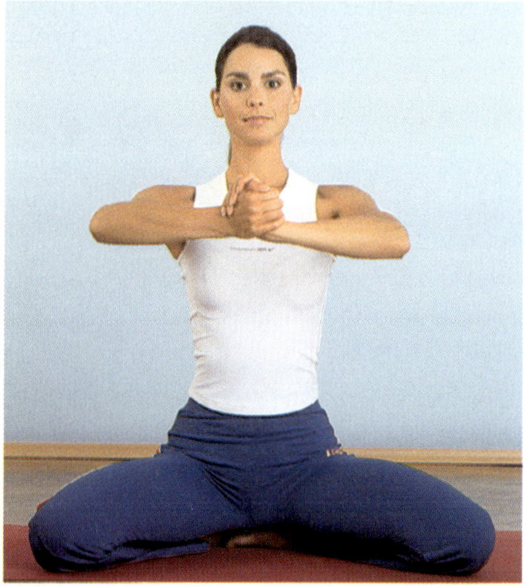

Bei dieser Übung ist der Wechsel von Spannung und Entspannung besonders spürbar.

Legen Sie beide Handflächen verkreuzt aufeinander, und führen Sie einen kräftigen Händedruck aus (→ Abbildung Seite 63 unten). Sanft beginnen und dann den Druck steigern. Danach den Druck wieder lösen. Führen Sie diese Übung dreimal aus.

So atmen Sie richtig
Einatmen während des Druckes. Ausatmen während des Lösens. Das Ausatmen auf einen Zischlaut reinigt und entstaut den Brustraum.

Variationen
Heben Sie Ihre angewinkelten Arme höher, sodass die Hände vor Ihrem Gesicht stehen.
Heben Sie Ihre Arme hoch über Ihren Kopf, und führen Sie hier den kraftvollen Händedruck aus.

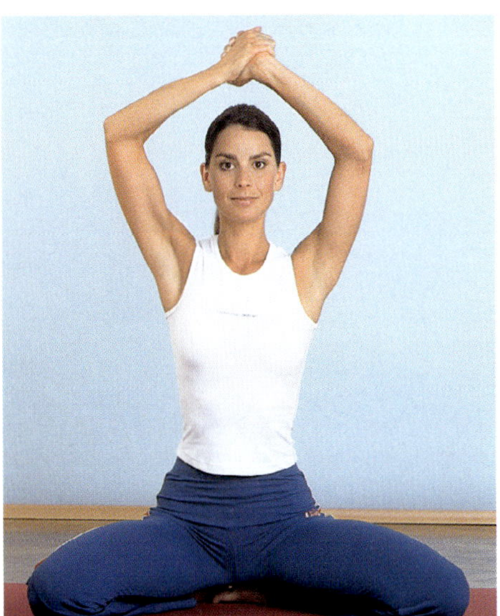

Diese Übung dient ganz gezielt der Kräftigung der Bauchmuskulatur.

Anmerkung
Die Atmung kann man auch verändern: Während des Einatmens können Sie den Händedruck lösen, und während des Ausatmens können Sie den Druck steigern. Diese Atemweise löst ein sehr kräftiges Einatmen aus. Die Druckspannung länger anhalten, etwa 20 bis 30 Sekunden, dabei sollten Sie normal weiteratmen.

Gegendruck der Hände hinter dem Rücken

Ziel dieser Übung ist die Dehnung der Brustmuskulatur, die Entspannung und bessere Durchblutung des Schul-

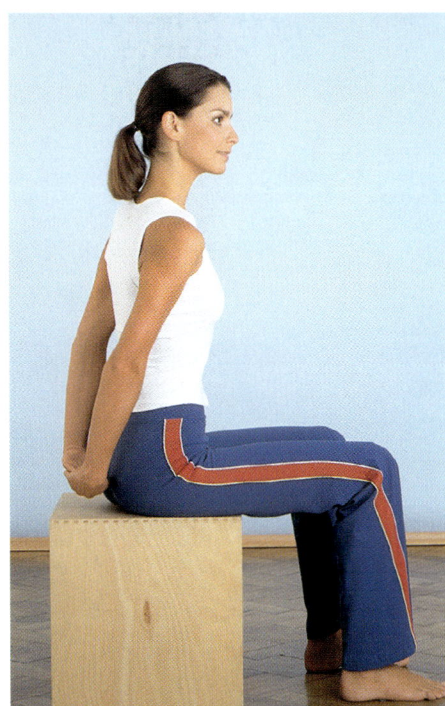

Wichtig ist bei dieser Übung, dass der Rücken immer gerade aufgerichtet bleibt.

ter- und Brustwirbelsäulenbereiches sowie eine Haltungskorrektur.

Ausführung
In sitzender Haltung bauen Sie die Grundspannung auf. Halten Sie den Rücken gerade. Führen Sie Ihre Arme hinter den Rücken, legen Sie die Hände auf der Sitzfläche ineinander, und drücken Sie die Hände gegeneinander (→ Abbildung Seite 64). Halten Sie den Anspannungsdruck 20 bis 30 Sekunden an. Die Übung drei- bis fünfmal wiederholen.

So atmen Sie richtig
Tief und voll einatmen, dabei die Zungenspitze zum oberen Gaumen legen, den Brustkorb dehnen und weiten, mit spitzen Lippen langsam ausatmen auf »Ffff«. Dabei das Brustbein oben halten und den Brustkorb nur im unteren Rippenring verengen.

Variation
Bei gehaltener Druckspannung heben Sie Ihre Arme im Rücken so weit wie möglich hoch. Diese Position sollten Sie 20 Sekunden halten.

Anmerkung
Wenn Sie die Hände lösen und die Arme senken, um sich zu entspannen, tun Sie das bitte sehr behutsam, um Schmerzen zu vermeiden. Bleiben Sie auch, während Sie sich entspannen, unbedingt aufgerichtet. Das heißt immer: aufgerichtetes Becken, gestreckter Rücken und aufgerichteter Brustkorb. Lernen Sie, sich in dieser Haltung zu entspannen (Körperwahrnehmung).

Pendelschwünge

Ziel dieser Übung ist Lockerung und Entspannung des gesamten Bewegungsapparates. Das fördert die Beweglichkeit und die Dehnbereitschaft der Rumpfmuskulatur.

Ausführung
Sie stehen aufrecht mit leicht gegrätschten Beinen und bauen die Grundspannung auf. Stabilisieren Sie das Becken, das heißt die Kernkraftmuskeln aufbauen.

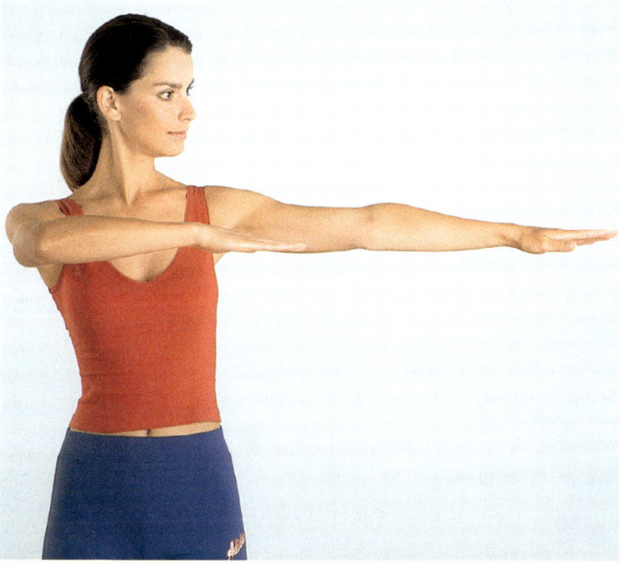

Die Atmung sollte stets dem Bewegungsrhythmus entsprechen.

Die Knie zeigen leicht nach außen in Richtung Fußspitzen. Beginnen Sie mit langsamen Armschwüngen beider Arme nach rechts und nach links (→ Abbildung Seite 65). Bei stabiler Grundhaltung beziehen Sie nun den Kopf und den Oberkörper in das Schwingen mit ein. 10- bis 15-mal nach jeder Seite sind ausreichend.

Variation
Schwingen Sie den Kopf gegengleich. Das löst vorhandene Blockaden in der Halswirbelsäule.

So atmen Sie richtig
Lassen Sie die Atmung sich den Bewegungen anpassen. Der Körper findet im Normalfall von allein den richtigen Rhythmus.

Rumpfseitendehnung

Mit zunehmendem Alter wird der Zwischenraum von Rippenkorb und Hüfte geringer. Die Elastizität nimmt allgemein ab. Diese und die folgenden Übungen wirken diesem Verlust entgegen. Ziel dieser ersten Übung ist eine bessere Beweglichkeit sowie die Mobilisierung der Wirbelsäule.

Ausführung
Führen Sie die folgende Übung immer nach der vorhergegangenen aus. Sie vertieft die lockernde Wirkung der ersten Übung ganz erheblich. Aus dem Schwung heraus bleiben Sie zur rechten Seite gebeugt stehen, der linke Arm zeigt gestreckt zur rechten Seite,

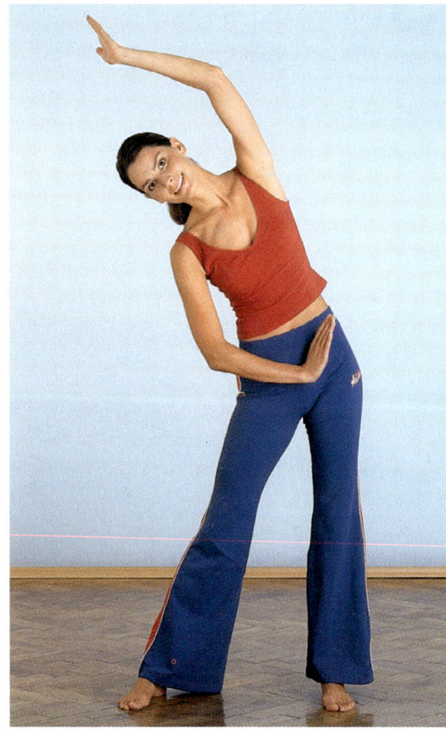

Eine gute Dehnungsübung, die ganz allgemein zu mehr Beweglichkeit beiträgt.

den rechten Arm führen Sie gestreckt hinter den Rücken nach links. Nun den Oberkörper zur linken Seite beugen und dehnen, der rechte Arm zieht weit über dem Kopf zur linken Seite, der linke Arm (nun vor dem Körper) zeigt zur rechten Seite (→ Abbildung oben). Lassen Sie die Seitdehnungen harmonisch fließend ineinander übergehen. Also: langsame Bewegungen, die mit bewusster, ruhiger Atemführung begleitet werden.

Variation
Verstärken Sie die Rumpfseitendehnung. Winkeln Sie die Hände im

Handgelenk während der Dehnung so ab, als ob Sie etwas wegschieben wollten. Beenden Sie die Übung durch ein Hochstrecken der Arme mit angewinkelten Händen (Sie schieben etwas Schweres nach oben). Schauen Sie den Armen und Händen dabei mit leicht zurückgelegtem Kopf nach. Nun senken Sie die Arme in weitem Bogen wieder abwärts, kreuzen sie vor dem Körper und enden in einer liebevollen Umarmung. Ihre Hände umfassen dabei die Schultern. Lassen Sie den Kopf nach vorn sinken. Entspannen Sie sich nach der Übung.

Wichtig

Die Grundspannung sowie die Armspannung während des Übens sollte unbedingt erhalten bleiben.

Seitdehnung aus dem Kniestand

Ziel dieser Übung ist die Entspannung und Mobilisierung der Zwischenrippenmuskulatur (Atemhilfsmuskulatur) sowie die gesunde Dehnfähigkeit der Rumpfmuskeln.

Ausführung

Sie knien auf dem Boden. Setzen Sie das linke Bein angewinkelt zur Seite auf, und bauen Sie die Grundspannung auf; stabilisieren Sie das Becken. Lehnen Sie den linken Unterarm auf den linken Unterschenkel. Strecken Sie den rechten Arm weit nach oben aus, und schauen Sie ihm dann nach. Ziehen Sie sich aus der Taille heraus nach oben, und beugen Sie sich weit zur linken Seite. Behalten Sie diese Stellung mindestens 20 bis 30 Sekunden lang bei. Anschließend wechseln Sie die Seiten.

So atmen Sie richtig

Während der Haltephase sollten Sie darauf achten, die Atmung langsam und bewusst zu führen.

Variation

Sie dient zur Weitung des Brustraumes. Senken Sie den rechten Arm auf Schulterhöhe, und breiten Sie ihn zur Seite aus. Drehen Sie sich mit aufgerichtetem Oberkörper und nach hinten abgesenkten Schultern nach rechts hinten. Behalten Sie auch diese Stellung 20 bis 30 Sekunden lang bei, dann wechseln Sie die Seiten.

Brustdehnung in Bauchlage

Mit dieser Übung beginnt eine Reihe von Übungen, die hintereinander ausgeführt sich in ihrer Rücken stärkenden Wirkung ergänzen. Ziel dieser Übungen ist die Entwicklung der Körperspannung und die Kräftigung der rückwärtigen Schultermuskulatur zur Vermeidung eines Rundrückens und einer eingefallenen Brust.

Ausführung

Sie liegen auf dem Bauch. Bauen Sie Ihre Grundspannung auf: Aktivieren Sie Ihre Kernkraftmuskeln. Die Leisten drücken Sie zum Boden. Setzen Sie Ihre Zehenspitzen mit gedehnten Fersen auf. Setzen Sie beide Hände etwas außerhalb der Schulter auf den Boden. Legen Sie Ihre Stirn auf den Boden, das Kinn ist dabei eng an den Hals gezogen. Heben Sie nun Ihre Ellenbogen nach oben an, und pressen Sie Ihre Schulterblätter kräftig gegen die Wirbelsäule. Bei gehaltener Spannung heben Sie den Kopf und die Schultern an. 20 bis 30 Sekunden lang sollten Sie diese Stellung beibehalten. Danach entspannen Sie sich.

Wichtig

Bei dieser Übung beachten Sie bitte unbedingt Ihre Belastungs- und Leistungsgrenze.

So atmen Sie richtig

Bei leicht angezogenem Kinn und mit entspanntem Gesichtsausdruck atmen Sie ruhig und gleichmäßig durch die Nase. Denken Sie daran, langsam zu atmen, denn das mindert den Stresspegel. Die richtige Atemtechnik ist bei allen Übungen sehr wichtig. Wenn Sie Ihre Atmung überprüfen wollen, hilft der Fragenkatalog auf Seite 45.

Armstreckung nach hinten in Bauchlage

Ziel dieser Übung ist die Kräftigung der Rückenmuskulatur.

Ausführung

Sie liegen auf dem Bauch. Die Ausgangsposition ist wie bei der vorausgegangenen Übung. Die Grundspannung wird aufgebaut, die Leisten drücken zum Boden. Führen Sie die Arme nach hinten, strecken Sie diese durch, die Handflächen zeigen nach oben. Bei gehaltener Grundspannung heben Sie nun Ihre Arme an. Dann werden auch der Kopf und die Schultern angehoben (→ Abbildung unten). Bleiben Sie etwa 20 bis 30 Sekunden lang bei ruhiger und gleichmäßiger Atmung in dieser Haltung. Entspannen Sie sich danach in der Bauchlage.

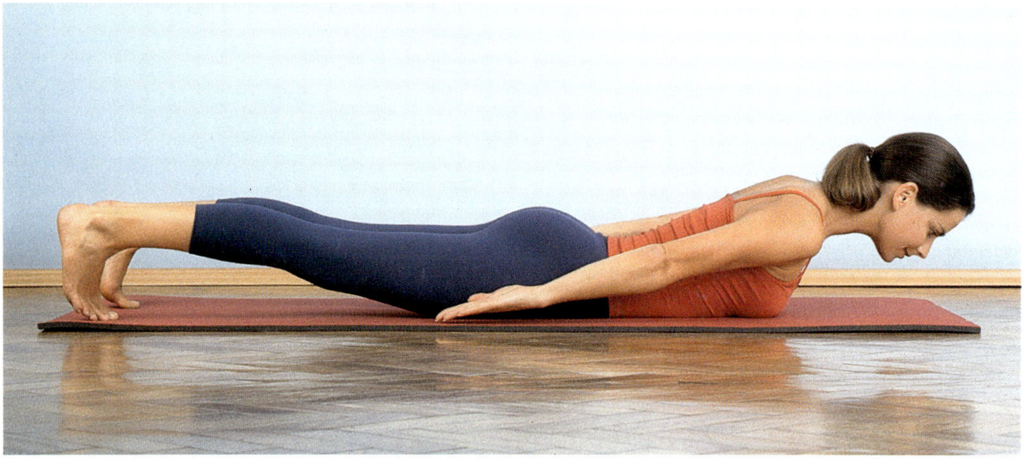

Die Übungen dienen zur Kräftigung und Stärkung der Muskulatur.

Anmerkung
Übungen in dieser Art und Weise ausgeführt, stärken nicht nur die Muskulatur und den Bewegungsapparat, sondern fördern in hohem Maß auch die vitalen Lebenskräfte, das heißt Energie und Nervensystem kooperieren besser miteinander und machen den Menschen in jeder Hinsicht belastbarer.

Die Katzenbuckel-Übung

Ziel dieser Übung ist die gleichzeitige Kräftigung von Rücken- und Bauchmuskeln und die Beweglichkeit der Wirbelsäule.

Ausführung
Ausgangshaltung ist die Bauchlage der vorhergehenden Übung. Setzen Sie die Hände außerhalb der Schultern auf den Boden. Heben Sie Ihr Gesäß hoch. Die Hände bleiben dabei an ihrem Platz, die Arme sind gestreckt. Bauen Sie durch Druck der Hände und Knie zum Boden die Grundspannung auf. Wölben Sie den Rücken hoch zum Katzenbuckel (→ Abbildung Seite 42). Bleiben Sie 20 bis 30 Sekunden lang in dieser Haltung. Blicken Sie dabei zu Ihrer Brust, zu Ihrem Bauch und an den Oberschenkeln entlang zu den Knien.

So atmen Sie richtig
Langsames Ausatmen mit Zischlauten und den Bauch dabei stark nach innen ziehen – diese Art der Atmung fördert die Verdauung.

Die Rutschhalte-Übung

Ziel dieser Übung ist die Rückendehnung und Entspannung der Rückenmuskeln. Dehnungen fördern die Durchblutung und helfen, Muskelkater zu vermeiden. Die Wichtigkeit des richtigen Dehnens ist aus dem heutigen Sport und aus der Physiotherapie nicht mehr wegzudenken.

Ausführung
Ausgangshaltung ist der Katzenbuckel. Setzen Sie sich weit nach hinten

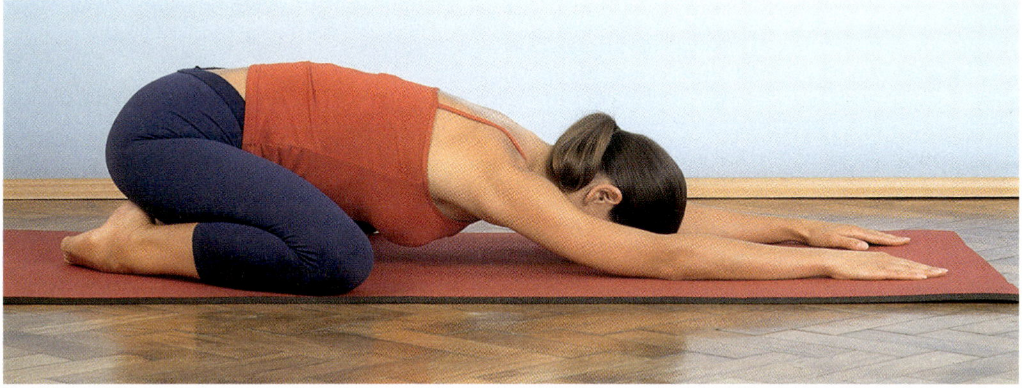

Entspannungsübungen sind ein besonders wichtiger Bestandteil der Rückenschule.

auf die Fersen. Die Arme bleiben lang gestreckt. Die Unterarme liegen am Boden, die Stirn ist am Boden (→ Abbildung Seite 69). Öffnen Sie Ihre Knie etwas breiter als die Hüften. Entspannen Sie Ihren Rücken etwa 20 bis 30 Sekunden lang.

So atmen Sie richtig
Atmen Sie dabei ruhig und gleichmäßig tief nach unten in den Bauch.

Variation
Aus der gleichen Position den Kopf abwechselnd auf die linke und rechte Wange auf den Boden legen. Achten Sie dabei besonders auf langsame Wechsel; machen Sie eventuell drei Atemzüge auf jeder Seite.

Armstreckung aus dem Fersensitz

Ziel dieser Übung ist die Streckung der Brustwirbelsäule und die Kräftigung der Rückenmuskulatur des Brustwirbelsäulenbereichs.

Ausführung
Ausgangshaltung ist die Rutschhalte. Halten Sie Ihr Brustbein nahe am Boden. Heben Sie aus dieser Position den rechten Arm langsam hoch. Strecken Sie ihn durch, und ziehen Sie die Fingerspitzen zur Decke hoch. Drehen Sie Ihren Kopf mit, und schauen Sie dem Arm nach (→ Abbildung unten). Dabei halten Sie Ihr Kinn nahe am Hals, ansonsten wird

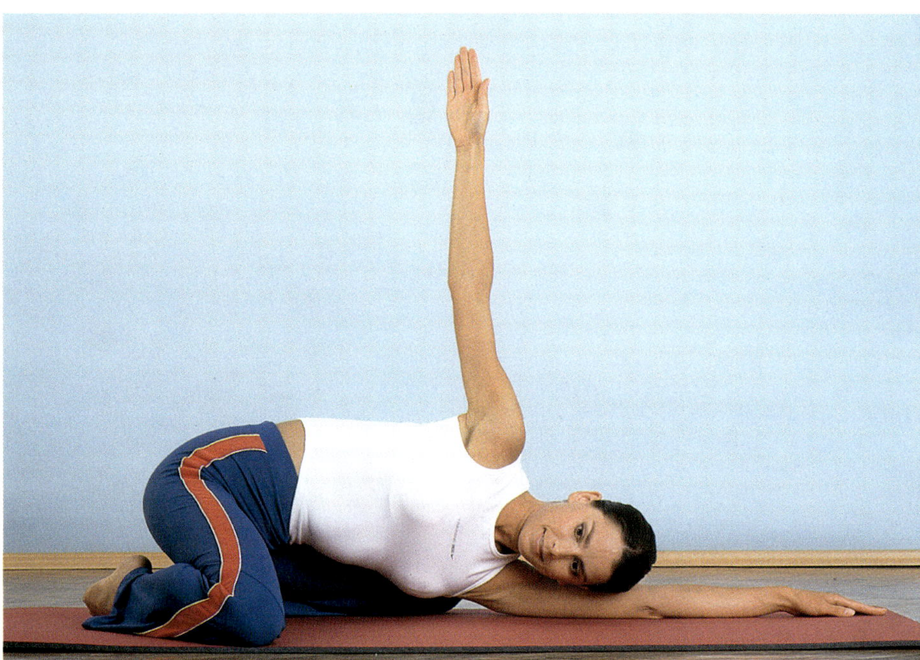

Achten Sie bei dieser Übung vor allem auf eine ruhige und gleichmäßige Atmung.

die Halswirbelsäule zu sehr belastet. 15 bis 20 Sekunden sollten Sie die Stellung beibehalten. Senken Sie dann den rechten Arm. Entspannen Sie sich in der Rutschhalte, bevor Sie mit dem anderen Arm weiterüben.

So atmen Sie richtig
Diese Übung verleitet zur Stressatmung, atmen Sie durch beide Nasenöffnungen ein und durch den Mund wieder aus.

Variation
Abwechselnd in einem ruhigen Atemrhythmus die Arme heben und senken, und zwar 10- bis 15-mal zu jeder Seite. In der Entspannungshaltung das Gewicht abwechselnd auf den rechten oder linken Arm verlagern. Die Dehnung verlagert sich auf die seitlichen Rumpfpartien.

Seitdrehung aus dem Fersensitz

Ziel dieser Übung ist eine Brustkorberweiterung und Haltungskorrektur.

Ausführung
Ausgangshaltung ist der Fersensitz. Sie sitzen bei weit geöffneten Knien auf Ihren Fersen. Richten Sie den Oberkörper gerade auf, bauen Sie durch leichten Druck der Knie zum Boden die Grundspannung auf. Das Becken stabilisieren Sie wie gewohnt, das heißt die Kernkraftmuskeln aufbauen. Breiten Sie beide Arme in Schulterhöhe aus. Die Schultern locker absenken. Der Kopf schaut geradeaus. Drehen Sie sich in aufgerichteter Haltung langsam weit nach rechts. Die Arme bleiben weit ausgebreitet. Verhalten Sie in dieser Stellung 10 bis 20 Sekunden, dann drehen Sie sich langsam wieder nach vorn und wiederholen anschließend die Drehung nach links.

Variation
Die Übung in einen langsam fließenden Drehrhythmus nach rechts und links übergehen lassen.

So atmen Sie richtig
In der Haltephase die Tiefenatmung einsetzen, sonst bestimmt der Atemrhythmus die Drehbewegung.

Variante
Falls Sie Schwierigkeiten haben, auf den Fersen zu sitzen, können Sie die Übung im Kniestand oder in einer Sitzhaltung auf dem Boden mit gegrätschten Beinen durchführen.

Entspannung rundet das Üben ab

Entspannen Sie sich nach diesem Übungszyklus in der Rückenlage. Eine kleine Übung leitet die Entspannungsphase ein: Ziehen Sie beide Knie auf den Bauch. Umfassen Sie mit jeder Hand ein Knie, und ziehen Sie mit Ihren Knien kleine Kreise rechts und links herum. Wiegen Sie sich anschließend noch einige Zeit behutsam nach rechts und links. Das tut dem

Rücken außerordentlich gut, massiert die Rückenmuskulatur und leitet die Erholungsphase ein, die Sie dann auf dem Rücken liegend mit ausgestreckten Beinen genießen können.

Körperwahrnehmungsübung: erfahrbarer Atem

Legen Sie sich auf den Rücken, unterpolstern Sie Ihren Kopf mit einem kleinen Kissen und lesen Sie sich zunächst in diese Übung ein. Später können Sie sie gedanklich nachvollziehen. Entspannen Sie sich. Versuchen Sie die Vorstellung zu entwickeln, vom Boden getragen zu werden. Das ganze Körpergewicht darf losgelassen werden. Das Gewicht des Kopfes – der Arme – des Rumpfes – der Beine. Lassen Sie sich wohltuend in den Boden hineinsinken und spüren Sie der Schwere des Körpers nach. Lenken Sie nun Ihre Aufmerksamkeit auf Ihren Brustraum. Spüren Sie den Atembewegungen darin nach. Erfahren Sie sich in jeder langsam und bewusst geführten Einatmung in der gesamten rechten Brustseite, im rechten Achsel-Schulter-Bereich, im rechten oberen Rücken, im rechten unteren Rücken, im rechten oberen Brustraum, im rechten unteren Brustraum. Unterstützen Sie diese Atemerfahrung durch die Vorstellung, nur durch die rechte Nasenseite zu atmen. Stellen Sie nun erst einmal den Unterschied zur linken Seite fest, Sie werden darüber erstaunt sein. Nun spüren Sie der Einatembewegung in der gesamten linken Brustseite nach, im linken Achsel-Schulter-Bereich, im linken oberen Rücken, im linken unteren Rücken, im linken oberen Brustraum, im linken unteren Brustraum. Zum Einatmen gehört auch das Ausatmen. Atmen Sie langsam und ganz bewusst aus, und erleben Sie das Abgeben und Loslassen in der gesamten rechten Brustseite. Danach in der gesamten linken Brustseite. Beachten Sie den Unterschied.
Nehmen Sie sich dafür Zeit, und beenden Sie diese Übung mit dem Vorstellungsgedanken: »Es atmet mich.« Atmen Sie ohne bewusste Führung, lassen Sie alle Gedanken los, und vertrauen Sie sich Ihrem Körper an. Lassen Sie ihn einfach atmen, lassen Sie »es« atmen.

Gymnastik für die Lendenwirbelsäule

Das tägliche Heben, Bücken, Drehen, ja das einfache Sich-aufrecht-Halten gibt den Muskelsträngen beiderseits der Wirbelsäule Spannkraft. Verspannungen und Verkrampfungen der Rückenmuskulatur können diese Muskeln versteifen, und die Bewegung der Wirbelsäule ist dann schmerzhaft eingeschränkt. Eine gravierende Schwäche dieser Muskeln ist aber durch das tägliche Bewegen kaum zu befürchten.
Von den Bauchmuskeln kann man das nicht sagen, sie werden leicht schlaff und verlieren damit ihre stützende

Funktion. Eine schlechte Haltung und Übergewicht, vielleicht ein Hang zum »Bäuchlein« unterstützen dies. Die Lendenwirbelsäule verliert ihren Halt, und es entsteht ein Hohlkreuz.
Nun sollen die Rückenmuskeln allein die Wirbelsäule stabilisieren. Sie können das nur kurze Zeit verkraften. Die Belastung wird zu groß, und wir bekommen Rückenschmerzen. Wie lässt sich das am schnellsten wieder in Ordnung bringen? Durch eine Haltungskorrektur Entspannung der Rückenmuskulatur und das sinnvolle Stärken der Bauchmuskulatur.
Die Lendenwirbelsäule besteht aus großen, stabilen Wirbelkörpern, die ausgeprägte Querfortsätze aufweisen. Hier zeigen sich die stärksten Abnutzungserscheinungen, besonders wo aus dem Rückenmark der rechte und linke Ischias-Nerv mit den dazugehörigen Wurzeln entspringt. Verkrampfte Streckmuskeln sowie hoher Belastungsdruck können eventuell zum schmerzhaften Bandscheibenvorfall führen. Ebenso schmerzhaft können sich aber auch Dickdarmentzündungen oder Entzündungen im Uro-Genital-Bereich auf die Lendenwirbelsäule auswirken.
Da die Stabilität weit gehend vom guten Zustand der Bauchmuskeln abhängt, handelt es sich bei dem nun folgenden Übungsprogramm um gezielte Übungen zur Stärkung und Kräftigung der Bauchmuskulatur. Vielen Beschwerden im Lendenwirbelsäulenbereich konnte durch ein systematisches Bauchmuskeltraining ein Ende bereitet werden. Und wenn es nur ein paar Minuten täglich sind, die Sie üben, sie werden sich für Sie lohnen. Eine stabile, kraftvolle Haltung ist Ihnen sicher.

Bauchmuskeltraining 1

Das Training erfolgt mit dynamischem Fußeinsatz. Ziel dieser Übung ist die Kräftigung und Stärkung der Bauchmuskulatur und die Stabilisierung der Lendenwirbelsäule.

Ausführung
Sie sitzen mit schulterbreit aufgestellten Beinen. Umfassen Sie Ihre Knie mit Ihren Händen. Halten Sie Ihren Kopf ganz locker auf Ihren ebenfalls entspannten Schultern. Bauen Sie die Grundspannung durch leichten Druck der Füße zum Boden auf, und spannen Sie die Kernkraftmuskeln an.
Lassen Sie Ihre Schultern nun ganz entspannt leicht nach hinten sinken. Der Rücken wird ganz rund, die Brust sinkt ein. Winkeln Sie nun beide Füße nach oben an. Die Zehenspitzen ziehen in Richtung Zimmerdecke. Geben Sie mit Ihren Fersen einen leichten Druck zum Boden. Die Bauchmuskelspannung nimmt zu. Behalten Sie diese Stellung für etwa 15 bis 20 Sekunden bei.

Variationen
Beginnen Sie nach der Haltephase mit den Füßen auf und ab zu wippen, etwa 30- bis 50-mal. Mit dynamischen Einsätzen verändern Sie die He-

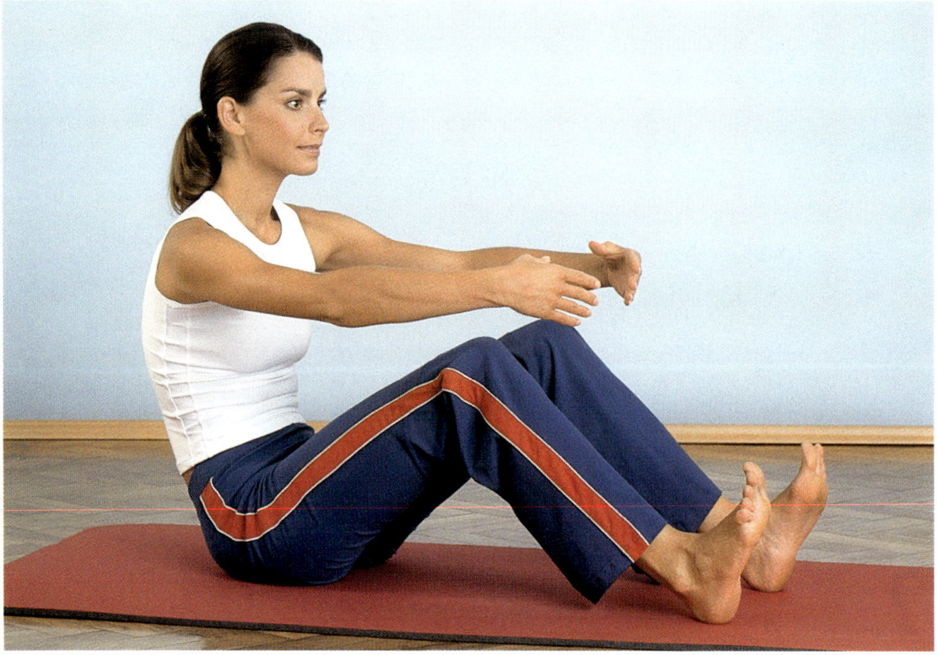

Für die Stabilisierung der Lendenwirbelsäule muss die Bauchmuskulatur gestärkt werden.

belwirkung und damit die Anforderung. Eine höhere Beanspruchung macht Sie leistungsfähiger.
Lösen Sie während der Haltephase und auch während des Wippens Ihre Hände von den Knien (→ Abbildung oben). Die Anspannung wird stärker, und die Belastbarkeit des Rückens wird gefördert.
Entspannen Sie sich nach dem Üben, indem Sie den Oberkörper nach vorn sinken lassen und an die Oberschenkel anlehnen.

So atmen Sie richtig
Langsam atmen, vor allem in der statischen Haltephase nicht den Atem anhalten. In der dynamischen Phase mit Zischlauten ausatmen. Einatmen mit kräftiger Weitung im unteren Brustraum. Dies erreichen Sie durch das Hochrollen der Zunge zum Gaumen während der Einatmung.

Tipp

Während Sie sich rückwärts beugen, tönen Sie Vokale, »a-e-i-o-u«, dies entspannt den Brustkorb und verhindert Muskelkater.

Bauchmuskeltraining 2

Ziel dieser Übung ist die Stärkung und Kräftigung der Bauchmuskeln, die Stabilisierung des Rückens und das Entspannen des Brustkorbs durch Tönen von Vokalen.

Ausführung
Sie nehmen eine Sitzhaltung mit schulter-

breit aufgestellten Beinen ein. Verschränken Sie Ihre Arme. Richten Sie sich gerade auf. Bauen Sie die Grundspannung auf (und aktivieren Sie die Kernkraftmuskeln). Beugen Sie den Oberkörper vor, und legen Sie Ihre verschränkten Arme über die Knie. Lassen Sie den Kopf zu den Knien sinken (Ausgangsposition).
Nun lösen Sie sich mit verschränkten Armen von den Knien und beugen mit rundem Rücken den Oberkörper weit zurück. Erhalten Sie sich aber Ihre kräftige Bauchspannung, lassen Sie Ihre Schultern dabei locker. Nach einer Haltephase von 20 bis 30 Sekunden beugen Sie den Oberkörper wieder weit nach vorn und legen die verschränkten Arme anschließend wieder über Ihre Knie.
Entspannen Sie sich in dieser Haltung, bevor Sie erneut den Oberkörper rückwärts beugen.
Beachten Sie beim Rückbeugen des Oberkörpers unbedingt die runde Rückenhaltung. Die Wirbelsäule wird entlastet und die Bauchmuskulatur aktiviert. Das gilt auch für die vorhergehende Übung 1.

So atmen Sie richtig
Wenn Sie mit der Haltephase trainieren, atmen Sie ruhig und gleichmäßig bei gehaltener Bauchspannung.

Katzenstreckung

Ziel dieser Übung ist eine größere Beweglichkeit, die Mobilisierung der Lendenwirbelsäule und die Anregung des Verdauungstraktes.

Ausführung
Sie knien mit aufgesetzten Händen (Vierfüßlerstand). Halten Sie die Ellenbogen leicht nach außen gedrückt.

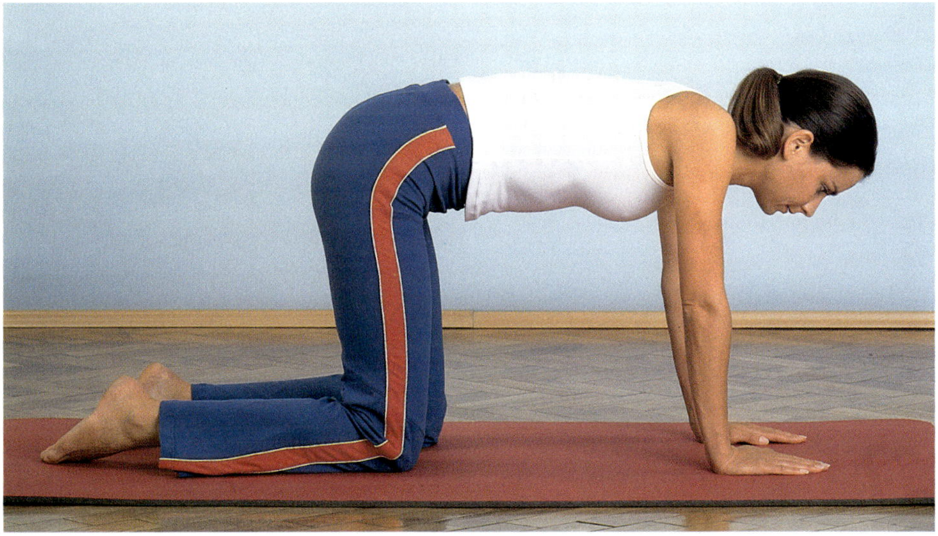

Der Rücken muss bei dieser Übung in der Ausgangsstellung völlig gerade sein.

Bauen Sie nun die Grundspannung durch leichten Druck der Hände und Knie zum Boden auf. Der Rücken wird dabei gerade wie ein Tisch (Ausgangsposition, (→ Abbildung Seite 75). Schieben Sie Oberkörper und Gesäß von den Händen aus nach hinten über die Fersen, danach von den Füßen aus den Rumpf nach vorn zum Kopf schieben. Kurze Haltephase von fünf Sekunden. Runden Sie den Rücken nun zum Katzenbuckel (→ Abbildung Seite 42). Kurze Haltephase von fünf Sekunden. Wiederholen Sie diese Bewegungen fünf- bis zehnmal im Wechsel. Halten Sie Ihr Kinn dabei immer nahe am Hals.

So atmen Sie richtig

Das Einatmen erfolgt bei der Tischhaltung, das Ausatmen auf Zischlaute beim Katzenbuckel.

Variation

Während des Katzenbuckels ziehen Sie das rechte oder linke Knie in Richtung Stirn. Während der Tischhaltung strecken Sie das rechte oder linke Bein gerade nach hinten aus.

Anmerkung

Entspannen Sie sich nach der Übung im Fersensitz. Setzen Sie sich dabei weit nach hinten auf die Fersen, beugen sich nach vorn, setzen Ihre Fäuste hochkant übereinander, legen Ihre Stirne darauf und entspannen sich nun eine oder zwei Minuten lang. Dabei atmen Sie ruhig und gleichmäßig. Sollte Ihnen dieser Sitz unangenehm sein, können Sie sich auch in der Bauchlage entspannen.

Wiegeübung in Rückenlage

Ziel dieser Übung ist die Kräftigung von Bauch- und Rückenmuskeln und eine Hohlkreuzkorrektur.

Ausführung

Sie liegen in Rückenlage mit aufgestellten Beinen. Halten Sie Ihre Hände übereinander gelegt unter Ihren Hinterkopf.

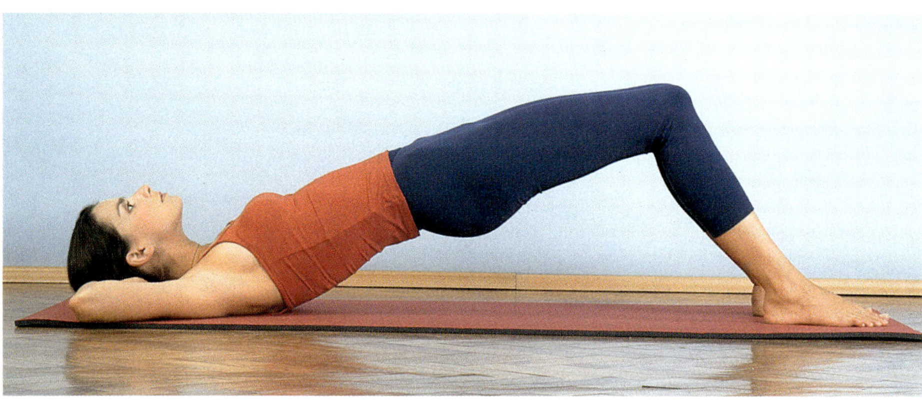

Die Wiegeübung dient besonders dazu, ein vorhandenes Hohlkreuz zu korrigieren.

Zunächst müssen Sie das Becken anheben (→ Abbildung Seite 76): Drücken Sie Ihre Ellenbogen zum Boden. Bauen Sie die Grundspannung im Becken durch Aktivierung der Kernkraftmuskeln auf. Heben Sie nun Ihr angespanntes Becken und Ihren Rücken vom Boden an. Weiten Sie dabei den Brustkorb.

Wichtig

Wenn Sie bei dieser Übung das Becken ablegen, müssen Sie ein Hohlkreuz unbedingt vermeiden.

Becken ablegen: Kopf, Schultergürtel und Ellenbogen anheben, dabei Brust einsinken lassen, Brustwirbelsäule ablegen, Bauchnabel einziehen, Schulterblätter abwärts in Richtung Boden und Gesäß ziehen. Jetzt erst legen Sie das noch angespannte Gesäß ab. Die Lendenwirbelsäule drückt fest an den Boden.
Heben Sie erneut das angespannte Becken und Ihren Rücken hoch an. Legen Sie Ihre Ellenbogen und Ihren Kopf auf den Händen ab. Danach den Kopf und den Schultergürtel wieder anheben. Lassen Sie diese Übung zu einer Wiegeübung werden. Wiederholen Sie das Auf- und Abwiegen des Beckens etwa zehnmal.

So atmen Sie richtig
Während der Beckenhebung sollten Sie den Blasenbereich innen hochziehen und dabei ausatmen. Wenn Sie den Rücken auflegen, atmen Sie ein.

Babyhaltung

Ziel der folgenden Übung ist die Entspannung und Lockerung der Lendenwirbelsäule.

Ausführung
Sie liegen in Rückenlage mit aufgestellten Beinen. Die Arme sind in Schulterhöhe ausgebreitet. Die Handflächen zeigen nach oben. Lassen Sie Ihre Knie weit auseinander sinken in Richtung Boden (→ Abbildung unten). Die Fußsohlen liegen gegeneinander.

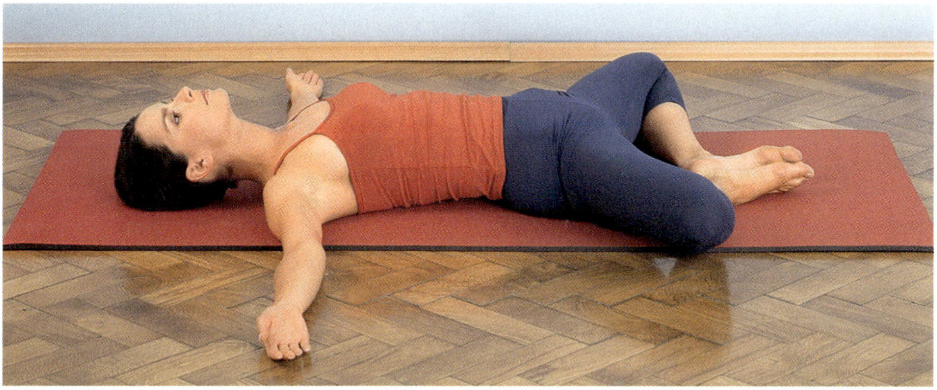

Richtiges Entspannen muss in der Regel ebenso geübt werden wie die Anspannung.

Wölben Sie Ihren Rücken hoch zu einem Hohlkreuz, wobei Sie Oberschenkel und Knie noch einmal spreizen.
Heben Sie Ihre Knie an, und drücken Sie dann Ihre Lendenwirbelsäule fest an den Boden (auch hier gilt: ohne Hohlkreuz). Danach folgt wieder die Hohlkreuzübung mit gespreizten Knien. Die Übung können Sie 10- bis 20-mal wiederholen.

Wichtig

Bei allen Übungen beachten Sie den langen gedehnten Nacken. Sie erhalten ihn, indem Sie das Kinn zum Hals ziehen, ohne dabei den Kopf anzuheben.

So atmen Sie richtig
Sie atmen beim Hohlkreuz ein. Während Sie sich flach auf den Boden drücken und dabei den Blasenbereich innen hochziehen, atmen Sie aus.

Drehübung mit Rücken entspannender Wirkung

Ziel dieser Übung ist eine wohltuende Entspannung im Lendenwirbelsäulenbereich sowie die Mobilisierung der ganzen Rückenstruktur.

Ausführung
Sie liegen in Rückenlage. Breiten Sie Ihre Arme in Schulterhöhe aus. Die Handflächen schauen nach oben. Dehnen Sie Ihren Nacken. Ziehen Sie Ihre Beine auf den Bauch, und verkreuzen Sie Ihre Füße. Halten Sie Ihre Knie dicht am Brustkorb (Ausgangsposition).
Drücken Sie Ihre Lendenwirbelsäule fest an den Boden. Halten Sie Ihren Schultergürtel und Ihre Ellenbogen mit leichtem Druck am Boden. So erhalten Sie sich Ihre Körperspannung und können die Bewegung leichter führen. Drehen Sie nun Ihre Knie und Hüften langsam zur rechten Seite dem rechten Ellenbogen entgegen. Das Gesicht wenden Sie der linken Schulter zu. Halten Sie diese Position etwa 15 bis 20 Sekunden. Danach drehen Sie sich bei gehaltener Spannung zur linken Seite. Die Haltephase wird dann wie auf der rechten Seite eingelegt. Wechseln Sie noch fünf- bis zehnmal zu jeder Seite.

Anmerkung
Um den Kraftaufwand möglichst gering zu halten, sollten Sie die Seitendrehung nur so weit ausüben, wie Ihre Schultern dabei am Boden bleiben können.

So atmen Sie richtig
Ausatmen während der Seitdrehung mit Zischlaut, einatmen in der Ausgangsposition durch die Nase. Denken Sie daran: Langsames Atmen verhindert Stress.
Entspannen Sie sich: Bleiben Sie nach der Übung in der Rückenlage mit aufgestellten Beinen liegen. Entspannen Sie Ihr Gesicht, und lächeln Sie irgendeinem Bild – etwas Schönem, für Sie Liebenswertem – zu. Das Gefühl, das damit verbunden ist, wird in

Ihrem Körper für eine tiefe Entspannung sorgen. Genießen Sie sie!

Emotionales Training: Gute Gefühle als Kraftquelle

Entfalten Sie Ihre Vorstellungskraft. Vorstellung schafft Wirklichkeit, sagt ein Sprichwort. Probieren Sie es aus: Stellen Sie sich eine Situation vor, in der Sie sich ganz besonders gut gefühlt haben. Sehen, hören und fühlen Sie sich intensiv in dieses Vorstellungsbild hinein. Tun Sie so, als würden Sie alles noch einmal erleben.

- Sie waren der Situation absolut gewachsen.
- Sie fühlten sich stark und überlegen.
- Sie waren sich Ihrer Sache absolut sicher.
- Sie hatten großes Vertrauen zu sich selbst.

Sooft Sie können, schwelgen Sie in guten Erinnerungen. Fühlen Sie sich ruhevoll, liebevoll und friedvoll erfüllt. Ihr Körper kennt diese Gefühle, sie sind ihm nicht fremd. Gute Gefühle sind eine Kraftquelle, aus der Sie jederzeit schöpfen können. Ihr Körper wird es Ihnen durch gesundes Funktionieren danken.
Das Geheimnis dieser Übung ist das Zusammenwirken des Nervensystems und dem innersekretorischen Drüsensystem: gute Gefühle – gute Nerven – entsprechende Hormone = ruhiges geschlossenes Körpergefühl. Entspannt und voller Energie – ein Ziel, das jeder von uns haben sollte. Und es ist machbar.

Das Abendprogramm für eine gute Nacht

Zu einem guten Tag gehört auch eine gute Nacht. Sie können selbst sehr viel dazu beitragen, indem Sie Ihren Körper mit kleinen entspannenden Massagen und einer gezielten Entspannung auf die Nacht vorbereiten.

Selbstmassage für die Lendenwirbelsäule

Ziel dieser Übung ist eine bessere Durchblutung. Gleichzeitig entspannen Sie den Lendenwirbelsäulenbereich, so vermeiden Sie Rückenschmerzen am Morgen.

Ausführung
Sie sitzen oder stehen. Ballen Sie die Fäuste, und legen Sie sie auf dem Rü-

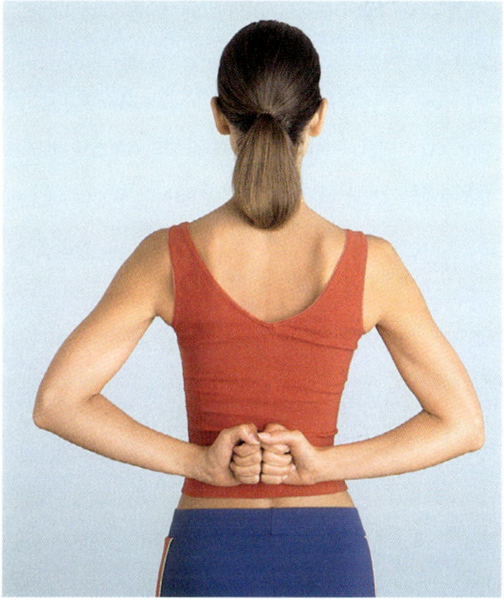

Lassen Sie die abendliche Selbstmassage zur Gewohnheit werden.

cken oberhalb des Gesäßes auf. Die Fingerknöchel sollen sich berühren, während die Handknöchel fest neben der Wirbelsäule aufliegen.
Mit mäßigem bis festem Druck sollten Sie nun die Fäuste an der Wirbelsäule hochschieben, nach Möglichkeit bis zur Brustwirbelsäule (→ Abbildung Seite 79). Die Fingerknöchel halten dabei festen Kontakt.
Schieben Sie die Handknöchel danach wieder abwärts bis an die Gesäßfalte. Hier die Fäuste dehnend auseinander ziehen und wieder zusammenschieben. Danach folgt erneut das Aufwärts- und Abwärtsschieben sowie das seitliche Auseinanderdehnen; diesmal eine Partie höher als die Gesäßfalte, und so weitermassieren, bis der Lendenbereich spürbar erwärmt und durchblutet ist.

Selbstmassage für die Halswirbelsäule

Ziel dieser einfachen Massageübung ist Lockern, Entstauen und vor allem Entspannen.

Ausführung
Sie ballen Ihre Hände zu Fäusten. Massieren Sie mit Ihren Fingerknöcheln die Nackenmuskulatur neben der Halswirbelsäule nach oben und unten. Streichen Sie bis in den Schulterrand. Beugen Sie dabei ganz leicht Ihren Kopf nach vorn.
Behandeln Sie sich liebevoll. Ihr Körper dankt es Ihnen, wenn Sie ihn regelmäßig mit Massage verwöhnen.

Variation
Legen Sie die Hände im Nacken neben den Halswirbeln auf. Die Fingerspitzen zeigen dabei in Richtung Kopf. Mit mäßigem Druck nun die Fingerkuppen abwärts bis zum Schulterrand schieben. Beim Aufwärtsschieben das Hinterhaupt mit leichtem Druck nach oben hinausdrücken. Der Nacken wird gedehnt und entstaut. Den Kopf während der Massage möglichst gerade halten, nur das Kinn ist ein wenig näher zum Hals gezogen. Die Massage beliebig lange ausführen.

Atem ist Leben

Zum Leben braucht jedes Wesen Luft. In unseren Zellen und Organen geht ohne Sauerstoff nichts. Die Natur hat es praktischerweise so eingerichtet, dass das Atmen »von selbst« geht. Einatmen und Ausatmen – das ist der Rhythmus des Lebens. Dieser Rhythmus funktioniert automatisch – und das von Geburt an. Egal, ob wir schlafen oder wach sind, ob nachts oder tagsüber – das Wunder der Atmung funktioniert immer.
Aber ist Ihnen auch bewusst, dass nichts so eng zusammenhängt wie der Atem und das körperlich-seelische Geschehen? Schon bei den Griechen bedeutete »Psyche« sowohl Atemhauch als auch Seele. Nicht zufällig sagt man auch, ein Erlebnis »verschlägt einem den Atem« – eine Landschaft ist »atemberaubend schön« – vor Spannung ist man »atemlos«.

Im Gegensatz zu den Tieren hat der Mensch die Möglichkeit, seinen natürlichen Atemrhythmus zu verändern. Denn er kann sich seines Atems und damit auch seines Lebens bewusst werden.
Wer einmal die Erkenntnis gewonnen hat, dass der Atem Leben bedeutet, der erkennt auch, dass falsches Atmen falsches Leben ist. Jeder, der mit kranken Menschen zu tun hat, weiß, dass kranke Menschen im Prinzip falsch atmen. Man kann beinahe sagen, dass all diejenigen, die nicht richtig atmen, krank werden.
Schon vor 4000 Jahren wusste man in der östlichen Kulturwelt, dass Entspannung, Bewegung und Atmung zusammengehören und wesentlich zur Harmonie von Körper, Geist und Seele beitragen. Deshalb wurde in den Übungsbeschreibungen auch so viel Wert auf richtiges Atmen gelegt. Denn richtiges Atmen erleichtert nicht nur die Körperarbeit, sondern hält Körper und Seele beisammen.

Entspannung und Körperwahrnehmung

Ziel der Entspannung ist es, den eigenen Körper neu und intensiv zu entdecken und zu erfahren und die Sensibilität für funktionelle Abläufe und unbewusste Mechanismen im Körper zu steigern.
Vielen Menschen ist das Bewusstsein für den eigenen Körper verloren gegangen. Sie haben in der Folge ein gestörtes Verhältnis zum eigenen Körper. Körperliche Signale werden fehlinterpretiert, falsch ablaufende oder unökonomisch ablaufende Bewegungsmuster nicht erkannt.
Das Wahrnehmen der Bewegungszusammenhänge sowie anderer meist unbewusst ablaufender Mechanismen ist jedoch notwendig, um das alltägliche Verhalten einer gesunden Lebensweise anzupassen. Nicht nur das Hineinhorchen in den und das Wahrnehmen des Körpers ist wichtig. Wichtig ist auch der Lernprozess, der daraufhin erfolgen muss. Ist die Ursache gefunden und die damit verbundene Wirkung erkannt, muss mit der gedanklichen Umstellung zur richtigen Körperreaktion begonnen werden, damit das neue Bewegungsmuster ausgeführt wird und nicht das der Gewohnheit. Das Ändern von Gewohnheiten erfordert jedoch Übung und Geduld, bis die richtige Haltung als normal angenommen und zur Gewohnheit wird; das, wovon wir glauben, es sei gut und richtig, erfordert viel Aufmerksamkeit.
Das Erkennen der inneren Einstellungen, Meinungen, psychische Belastung und emotionale Blockaden sind meist in hohem Maße mitverantwortlich für den von Rückenschmerzen geplagten Arbeitsmenschen. Der aus dem heutigen Leben undenkbare Stress steht in unmittelbarem Zusammenhang mit dem Aufstreben von Rückenbeschwerden.
Ziel unserer Rückenarbeit ist deshalb auch, ein optimales Spannungsgleich-

gewicht, also die Balance zwischen Spannung und Entspannung (= Wohlspannung der Gesamtpersönlichkeit) zu erreichen. Das kann gelingen, wenn neben der Haltungs- und Bewegungsarbeit der Bereich Entspannung eine ebenso wichtige Rolle spielt.
In einfach zu erlernenden Methoden wie der Muskelrelaxation (der Atementspannung), der gelenkten Tiefenentspannung oder des autogenen Trainings haben wir die Möglichkeit, diese physischen und psychischen Spannungen festzustellen und sie zu beheben.
Die Wirkung von Entspannungsmethoden zeigt sich in der Förderung der parasympathischen Aktivität und in der Abnahme der sympathischen Aktivität. Der Parasympathicus, auch Vagus genannt, ist ein Teil des vegetativen Nervensystems, sozusagen »die Bremse« in unserem Körper, der die Erholungsphase einleitet. Der Sympathicus, als Gegenspieler, ist »der Gashebel«, der alles in unserem Körper reaktiviert und uns auf Gefahr, Belastung und Arbeit vorbereitet.
Besonders in der Entspannung lässt sich das Zusammenspiel zwischen Geist, Körper und Seele entdecken. Diese Erkenntnis gibt dann die Möglichkeit, einen der beiden Pole Spannung oder Entspannung zu beeinflussen, wenn man jeweils am anderen Pol gezielte Maßnahmen ansetzt.

Entspannung kann also viele Probleme lösen. Sie sorgt dafür, dass wir alltäglichen und Stress geladenen Situationen ruhiger und gelassener gegenübertreten – und nicht zuletzt besser und klarer denken können.

Aktives Entspannen durch Tiefenmuskelentspannung

Aktives Entspannen erfolgt durch Tiefenmuskelentspannung oder Muskelrelaxation.
Ziel ist dabei, Spannungszustände in der Muskulatur zu lokalisieren und sie durch bewusstes Entspannen zu lösen.
Die Muskeln des Körpers werden in einer bestimmten Reihenfolge nacheinander angespannt und anschließend wieder entspannt.

Ausführung

Sie liegen in der Rückenlage. Den Kopf können Sie mit einem kleinen Kissen unterpolstern. Wenn Sie diese Übung tagsüber durchführen, decken Sie sich dabei leicht zu. Gönnen Sie sich im Anschluss dieser Übung noch ein paar Minuten Besinnung oder Schlaf. Diese Anweisung gilt für alle Haltephasen:

- Beginnen Sie zunächst langsam mit der Anspannung, und steigern Sie dann die Spannung.
- Halten Sie die Anspannung 10 bis 15 Sekunden lang, und beobachten

Tipp

Am besten lesen Sie die ganze Übung vorher und führen sie anschließend durch. Eine andere Möglichkeit ist, die Übung auf Band zu sprechen.

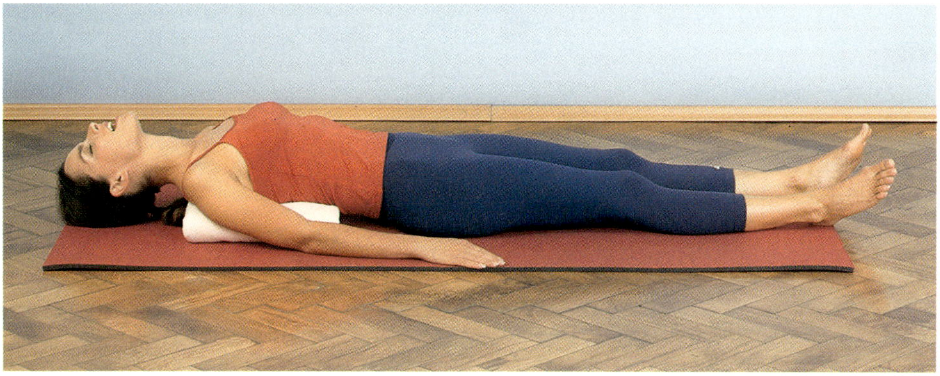

Sich ganz bewusst zu entspannen hilft dabei, den eigenen Körper wieder besser zu verstehen.

Sie, wie sie sich ausbreitet. Atmen Sie dabei ruhig und gleichmäßig weiter.

➤ Entspannen Sie sich langsam – das ist sehr wichtig. Sie werden sehen, wie langsam die einzelnen Lösungsphasen sind.

Wir beginnen mit den Füßen.
Drücken Sie Ihre Füße wie eine Spitzentänzerin nach vorn und nach unten (die Spannung halten und dann entspannen).
Winkeln Sie Ihre Füße im Fußgelenk nach oben ab. Dehnen Sie Ihre Fersen (die Spannung halten und dann entspannen).
Ziehen Sie Ihre Zehenspitzen in Richtung Kopf (die Spannung halten und dann entspannen).
Drücken Sie die Fersen und den Hinterkopf zur Liegefläche. Wölben Sie den Rücken nach oben zu einem Hohlkreuz. Spannen Sie Ihre Gesäßmuskeln an (die Spannung halten und dann entspannen).
Drücken Sie Ihre Kniekehlen nach unten (die Spannung halten und dann entspannen).
Drücken Sie Ihre Lendenwirbelsäule fest an die Unterlage (die Spannung halten und dann entspannen).

Was Entspannung bewirkt

➤ Sie lässt die Muskulatur erschlaffen, der Muskeltonus sinkt.
➤ Sie holt den Körper aus seiner andauernden Alarmbereitschaft.
➤ Sie beruhigt die Atmung (der Sauerstoffverbrauch sinkt).
➤ Sie bewirkt im Gehirn so genannte Alphawellen, die einem Zustand zwischen Schlafen und Wachen entsprechen.
➤ Sie senkt den Blutdruck, wirkt stabilisierend auf den Kreislauf.
➤ Sie bewirkt vermehrte Hautdurchblutung und Gefäßerweiterung.
➤ Sie verringert den Energieverbrauch.
➤ Sie löst die Erholungsphase und Ruhebereitschaft des Körpers aus.
➤ Sie fördert die Durchblutung im Magen-Darm-Trakt und beseitigt Störungen.

Ballen Sie die Fäuste (die Spannung halten und dann entspannen).
Spreizen Sie Ihre Finger (die Spannung halten und dann entspannen).
Drücken Sie Ihre Handgelenke und Fingerkuppen auf die Unterlage. Atmen Sie dabei auf einen Zischlaut aus (Abspannung im Brustkorb). Die so erhaltene flache Rückenlagerung sollten Sie beibehalten, während Sie einatmen (die Spannung halten und dann entspannen).
Pressen Sie Ihre Schulterblätter kräftig zusammen (die Spannung halten und dann entspannen).
Ziehen Sie Ihre Schultern zu den Ohren hoch (die Spannung halten und dann entspannen).
Atmen Sie nach dem Entspannen noch ein paarmal auf Zischlaute aus, bis eine bequeme flache Rückenlage erreicht ist.

Gesichtsentspannung

Besonders wichtig ist es, das Gesicht zu entspannen. Unser Gesicht hält mehr oder weniger deutlich auch tiefer liegende Spannungsprozesse fest. Aus diesem Grund ist die Gesichtsentspannung auch für zwischendurch von tief beruhigender Wirkung. Pressen Sie Ihre Lippen kräftig aufeinander, dann die Spannung fünf bis zehn Sekunden halten; spüren Sie der Anspannung in ihrer Auswirkung auf Kiefer, Hals, Nacken und Atmung nach.

Tipp

Am Abend ausgeführt hat die Gesichtsentspannung sich als Einschlafhilfe bestens bewährt.

Spüren Sie beim Entspannen den einzelnen Lösungsphasen bewusst nach! Ziehen Sie Ihre Nase kraus, rümpfen Sie sie, die Spannung fünf bis zehn Sekunden halten. Danach entspannen Sie sich wieder. Drücken Sie Ihre Augen fest zu. Die Spannung fünf bis zehn Sekunden halten. Danach wieder locker lassen und entspannen. Ziehen Sie Ihre Stirn in Falten, runzeln Sie sie, die Spannung fünf bis zehn Sekunden halten. Entspannen Sie Ihre Stirn. Stellen Sie sich vor, dass der Stirnraum größer wird – nach vorn – seitlich zu den Schläfen und abwärts in Richtung Augen und Nase. Ziehen Sie dabei die Augenwinkel etwas abwärts; ganz automatisch setzt die Ruheatmung ein. Sie können sie unten im Bauch spüren.
Dehnen Sie Ihre Kopfhaut. Vom höchsten Punkt aus stellen Sie sich vor, dass die Kopfhaut sich ausdehnt – nach oben – seitlich zu den Ohren, abwärts über die Halsseiten und Schultern. Die Dehnung kann in ihrer Auswirkung bis weit über den Rücken erspürt werden. Entspannen Sie sich; vertiefen Sie das Lächeln in Ihren Augen, ein freundlicher Gesichtsausdruck hilft die Ruheatmung erhalten, die Entspannung vertieft sich.
Bleiben Sie noch einige Zeit in dieser angenehmen Entspannungslage. Folgen Sie Ihrer Atembewegung, und spüren Sie dem sanften Strömen durch die Nase nach.

Mentales Training

Auch diese Übung eignet sich hervorragend als Einschlafhilfe.
Sie liegen bequem in der Rückenlage. Entspannen Sie sich – lesen Sie sich langsam in die Übung ein. Nach einigen Sätzen schließen Sie Ihre Augen und vollziehen das Gelesene gedanklich nach. Stellen Sie sich vor, Ihre Aufmerksamkeit sei wie eine liebevolle Hand, die Sie so sanft und behutsam massiert, dass sich alle disharmonischen Zustände lösen können.

Schenken Sie sich Liebe

Ohne Willensanstrengung lenken Sie Ihre Aufmerksamkeit in Ihre Handflächen und stellen sich vor, sie zu massieren. Vielleicht verspüren Sie bald darauf ein angenehmes Wärmegefühl und ein leichtes Kribbeln in den Fingerspitzen. Wandern Sie nun langsam höher hinauf in die Arme, und verweilen Sie am Ellenbogen und in den Schultergelenken. Wandern Sie wieder weiter mit Ihrer Aufmerksamkeit in Ihren Nacken. Lockern Sie ganz bewusst Ihre Halswirbelsäule.
Steigen Sie nun den Hinterkopf entlang nach oben bis zum Scheitel hoch, verweilen Sie auf Ihrer Kopfhaut. Massieren Sie gedanklich besonders den Punkt um den Scheitel herum. Lassen Sie Ihre geistige Hand wie einen sanften Windhauch über das Gesicht streichen. Spüren Sie, wie weich es wird. Gleiten Sie über Ihren Hals abwärts in die Mitte des Brustraumes, und folgen Sie dem Atemstrom in die Lunge, und sammeln Sie sich dann in Ihrem Herzen. Warten Sie ab, bis Sie das Gefühl haben, es entstehe ein Kraftpunkt in Ihrem Herzen.

Nach innen gerichtet

Wandern Sie weiter nach unten. Verweilen Sie im Oberbauch, beleuchten Sie mit Aufmerksamkeit Ihre Organe darin, bis Sie das Gefühl der Entspannung haben. Gleiten Sie tiefer über Ihren Nabel in den Unterbauch, und verweilen Sie im Beckenboden. Massieren Sie die Vorderseite der Beine abwärts über Knie, Schienbeine und Füße bis zu den Zehenspitzen. Kommen Sie über die Rückseite wieder hoch: Fußsohlen, Waden, Kniekehlen, Oberschenkel bis ins Gesäß. Verweilen Sie am Ende der Wirbelsäule, und massieren Sie sanft Ihr Gesäß.
Steigen Sie höher zur Lendenwirbelsäule, und massieren Sie die Nierenbecken. Gleiten Sie nun höher in die Brustwirbelsäule, und fühlen Sie sich rechts und links in die Schulterblätter ein. Bleiben Sie zum Schluss mit Ihrer Aufmerksamkeit in dem Kraftpunkt in Ihrem Herzen. Stellen Sie sich vor, dass dieser mit jedem Einatmen an Ausstrahlung gewinnt und mit jeder Ausatmung kraftvolle Ruhe durch den Körper strömt. Breiten Sie sich aus. Stellen Sie sich vor, dass Sie mit der Ausatmung durch die Haut nach außen dringen und mit jeder Atmung das Ruheempfinden nicht nur Ihrem Körper, sondern auch Ihre Umgebung durchströmt. Auch nach dieser Übung empfiehlt es sich, nachzuruhen.

Ihr persönliches Rückenprogramm

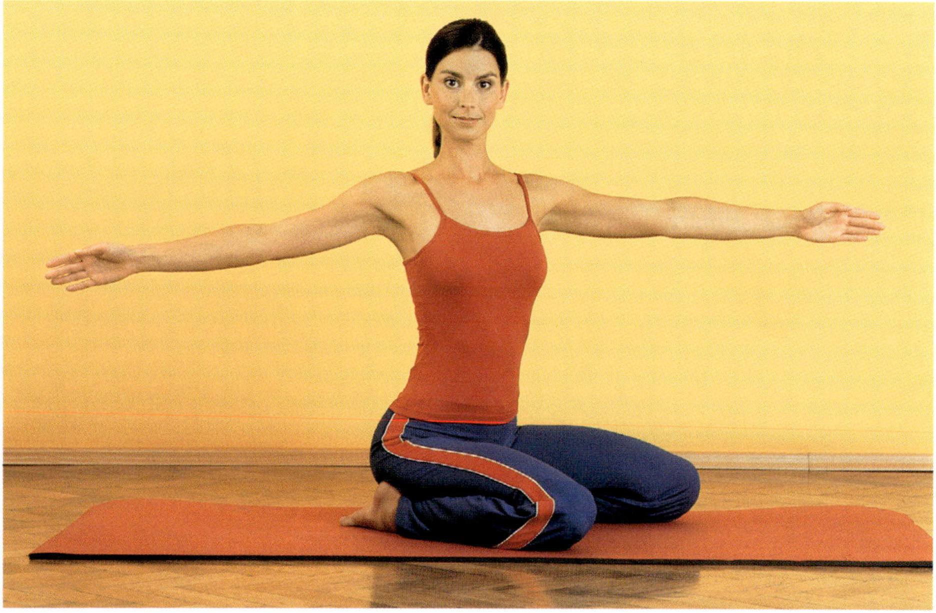

Denken Sie immer daran, die Übungen sollen keine Quälerei sein, sondern Spaß machen.

Die folgenden Übungen sind zur besseren Bewältigung von Alltagsstress gedacht: Wenn Sie beispielsweise viel sitzen oder stehen, finden Sie hier die entsprechenden Programme bereits zusammengestellt.

Wer viel sitzt, braucht viel Bewegung

Langes Sitzen belastet den Körper und macht steif, vor allem werden der Nacken- und Schultergürtel sowie der obere Rücken beansprucht, aber auch das Becken und der Lendenwirbelbereich werden durch das lange Sitzen meist falsch belastet. Grundsätzlich gilt: Bei Sitzberufen muss man sich häufiger bewegen und den Rücken stabilisieren.
Die richtige Ausgleichsbewegung verschafft Ihnen folgendes Übungsprogramm. Wichtig ist die Vorbereitung. Bringen Sie Ihren Kreislauf zunächst mit einem kleinen Lauftraining auf der Stelle in Schwung. Lassen Sie Ihre Arme dabei mitschwingen.
Es gibt Übungen, die sowohl im Stehen als auch im Sitzen ausgeführt werden können. Suchen Sie sich die für Sie angenehmere Position aus. Wählen Sie danach eine der Entspannungsübungen als Abschluss.

Übungsprogramm

1 Strecken, Dehnen (→ Seite 48)	2 Seitdrehung (→ Seite 54)	3 Pendelschwünge (→ Seite 65)
4 Kombinationsübung gestreckte Armführung (→ Seite 58)	5 Kopfseitbeugen (→ Seite 58)	6 Kopfdrehen (→ Seite 59)

Anmerkung

Wichtig ist, dass Sie die folgenden Übungen regelmäßig durchführen. Täglich fünf Minuten Training und fünf Minuten Entspannung sind in jedem Fall besser als einmal eine halbe Stunde pro Woche.

Entspannende Sitzhaltungen

Die folgenden Übungen dienen zur Entspannung des Rückens und gleichzeitig zur Entlastung der Beine. Strecken Sie zunächst beim Sitzen die Beine lang aus, und verkreuzen Sie die Füße, drücken Sie die Knöchel für 20 Sekunden gegeneinander.

Verbeugung am Tisch

Schieben Sie Ihren Stuhl so weit nach hinten, dass Sie mit ausgestreckten Armen und Händen die Tischkante in schulterbreitem Abstand umfassen können. Lassen Sie den Kopf zur Brust sinken. Drücken Sie zunächst mit den Händen gegen die Tischkante, halten Sie die Spannung 15 bis 20 Sekunden lang an. Lassen Sie dann den Oberkörper zwischen den Armen nach unten sinken, und heben Sie die Ellenbogen seitwärts an. Bleiben Sie für mindestens 20 Sekunden in dieser Haltung.

Wichtig

Wenn Sie bei dieser Übung zum Schluss noch etwas sitzen bleiben, achten Sie auf Folgendes: Das Kinn ist zum Hals gezogen, ohne aber den Kopf zu beugen.

Atemübung

Setzen Sie sich auf die vordere Kante Ihres Stuhles. Stellen Sie Ihre Füße etwa 15 Zentimeter breit auseinander. Die Fersen zeigen nach innen, die Zehen sind nach außen gerichtet.
Legen Sie die Hände hinter sich auf die Sitzfläche, die Finger zeigen dabei nach hinten. Drücken Sie mit Ihren Händen zur Sitzfläche.
Beugen Sie jetzt den Oberkörper nach hinten. Lassen Sie den Kopf weit nach hinten hängen. Öffnen Sie Ihren Mund, und lassen

Sie den Unterkiefer locker. Rollen Sie die Zungenspitze ganz nach oben, und atmen Sie dabei laut durch die Nase aus.
Halten Sie diese Position 30 Sekunden lang. Richten Sie sich danach ganz langsam auf, und entspannen Sie sich. Bleiben Sie noch mindestens ein bis zwei Minuten sitzen mit sehr geradem Rücken, aufgerichtetem Brustkorb und stolzer Kopfhaltung.

Der Droschkenkutscher-Sitz

Für diese Entspannungshaltung setzen Sie sich auf die ganze Sitzfläche Ihres Stuhles. Stellen Sie Ihre Beine weit auseinander auf. Richten Sie Ihren Oberkörper gerade auf. Senken Sie den Oberkörper nach vorn, und lassen Sie auch den Kopf nach unten sinken. Setzen Sie Ihre Ellenbogen auf die Knie, die Hände hängen locker zwischen den Beinen.
Entspannen Sie Ihr Gesicht, lächeln Sie in sich hinein. Entspannen Sie sich für einige Minuten.

Langes Stehen macht müde

Steif und verspannt wird man durch viele Faktoren. Auf der einen Seite durch sich ständig wiederholende Bewegungsabläufe, durch zu enge Kleidung und Schuhe, aber auch durch berufsbedingte Emotionen und Stressfaktoren.
Wenn Sie viel stehen müssen, bewegen Sie Ihre Beine und Füße so viel wie möglich, lockern Sie immer wieder die Glieder.
Wichtig ist die Vorbereitung: Das Traben auf der Stelle lockert die Glieder. Die Arme sollten dabei einfach mitschwingen (zwei bis drei Minuten). Danach kreuzen Sie Ihre Füße, und drücken Sie Füße und Beine kräftig gegeneinander (20 Sekunden halten).

Variation
Falls Sie nicht so viel Zeit haben oder ein oder zwei Übungen am Arbeitsplatz ausführen wollen, beginnen Sie mit dem Verkreuzen der Füße, machen Sie danach die Seitdehnung im Stehen, und lockern Sie Ihre Beine durch leichtes Federn auf der Stelle. Anschließend folgt die Atementspannung im Stehen (→ Seite 89). Sie werden staunen, wie Sie sich danach wieder fit fühlen werden.

Entspannung (nicht nur) für müde Beine

Wer den ganzen Tag auf den Beinen (und Füßen) ist, kennt das Gefühl: müde, schwere Beine. Deshalb sollten Sie zwischendurch die Beine hoch legen, wann immer Sie Gelegenheit dazu haben. Auch wer viel sitzt, sollte dies tun.

Füße hoch

Legen Sie sich bequem in die Rückenlage, und lagern Sie Ihre Beine hoch an einer Wand oder auf einem Stuhl ab.

Übungsprogramm

1 Seitdehnung im Stehen (→ Seite 66)	2 Seitdehnung im Kniestand (→ Seite 67)	3 Seitdrehung im Fersensitz (→ Seite 71)
4 Armstreckung in Bauchlage (→ Seite 68)	5 Beckenschaukel (→ Seite 49)	6 Kernkraftübung 4 (→ Seite 54)

Dabei strecken Sie die Füße nach vorn durch. Die Spannung zehn Sekunden halten. Winkeln Sie die Füße dann nach unten ab.
Die Spannung zehn Sekunden halten und danach im Wechsel üben (eine Minute lang).
Abschließend bleiben Sie noch einige Minuten entspannt so liegen.

Anmerkung
Unter den Lendenbereich können Sie ein Kissen legen, so wird der Rücken entspannt. Die Arme schräg nach hinten lagern, dabei tief atmen, wie Sie es zum Beispiel im Morgenprogramm (→ Seite 47) geübt haben.

Atementspannung im Stehen

Stellen Sie sich ohne Schuhe mit gespreizten Beinen auf, die Zehenspitzen zeigen nach außen. Der Rücken ist gerade, der Brustkorb aufgerichtet. Die Arme hängen seitlich entspannt herab. Legen Sie Ihre Hände mit den Fingerspitzen nach unten rechts und links gleich unterhalb der Achselhöhlen an den Brustkorb. Atmen Sie nun tief durch Mund und Nase ein. Halten Sie den Atem bequem an, und beugen Sie leicht die Knie in Richtung Fußspitzen ein. Halten Sie den Atem noch etwas an.
Atmen Sie dann langsam aus, strecken Sie die Beine wieder, dabei lassen Sie die Hände an den Rumpfseiten nach unten gleiten, bis sie entspannt herabhängen. Machen Sie zwei bis drei tiefe und ruhige Atemzüge.
Danach können Sie diese Übung noch zweimal wiederholen.

Entspannungsübung

Stellen Sie sich von hinten vor einen Stuhl oder eine Sessellehne, beugen Sie den Oberkörper über die Lehne nach vorn und unten. Mit den Händen und Unterarmen stützen Sie sich auf der Sitzfläche ab.
Lassen Sie den Kopf hängen, und entspannen Sie Ihr Gesicht. Stellen Sie sich dabei abwechselnd auf die Zehen und auf die Fersen, und ruhen Sie sich in dieser Haltung einen Moment aus. Diese Übung können Sie bei Bedarf immer durchführen.

Übungsprogramm für mehr Kraft und Energie

Wer sich so richtig lustlos oder abgeschlafft fühlt, wird wohl kaum Lust haben, noch Aktivität zu zeigen. Aber gerade das brauchen Sie, um wieder Kraft zu tanken und Ihre Energie zu steigern. Wichtig ist hierbei die geeignete Vorbereitung.
Dehnen und strecken Sie sich ausgiebig, um die Durchblutung anzuregen, oder führen Sie die Atem- und Gähnübung (→ Seite 48) durch. Oder aber Sie versuchen es mit der folgenden »Poweratemübung«:

Poweratemübung

Atmen Sie tief ein, dabei stellen Sie sich auf die Zehenspitzen und breiten die Arme schräg nach oben aus. Atem anhalten, dabei die gestreckten Arme energisch von sich wegdrücken. Langsam ausatmen (auf einen Zischlaut), dabei senken Sie die Fersen, die Arme, ziehen das Kinn zum Hals und entspannen sich vollkommen.
Wiederholen Sie diese Powerübung 15- bis 20-mal.

Variation
Zellen und Drüsen werden aktiviert, wenn Sie beim Einatmen die Beckenbodenmuskeln aktivieren, das heißt Po- und Blasenbereich anziehen, Bauch einziehen und mit den Augen in Richtung Kopf blicken, beim Ausatmen alles entspannen.

Rücken entspannende Drehübungen

Beckenschaukel

Legen Sie sich auf den Rücken, breiten Sie Ihre Arme seitlich aus, ziehen Sie beide Knie auf den Bauch, und überkreuzen Sie Ihre Füße. Drehen Sie Ihren Rumpf sanft nach rechts und links auf jede Seite, halten Sie diese Lage für je 30 Sekunden. Lassen Sie den Schultergürtel dabei liegen. Atmen Sie im Bewegungsrhythmus.

Entspannen der Beine

Mit dieser Übung regen Sie den Lymphfluss an und damit den Abtransport von Schlackenstoffen.

Übungsprogramm

1
Katzenbuckel
(→ Seite 69)

2
Händedruck im Fersensitz
(→ Seite 64 f.)

3
Seitliches Armheben im Fersensitz
(→ Seite 70)

4
Babyhaltung
(→ Seite 77)

Legen Sie sich auf den Rücken, die Arme liegen neben dem Körper, die Handflächen zeigen nach oben. Heben Sie beide Beine in den Knien gebeugt nach oben an. Während Sie die Arme kräftig an den Boden drücken, heben Sie Ihr Gesäß etwas an. Drücken Sie dabei die Lendenwirbelsäule fest gegen den Boden, und spannen Sie die Kernkraftmuskeln an. Halten Sie diese Spannung für 30 Sekunden. Entspannen Sie sich, indem Sie die Unterschenkel absenken und mit Ihren Knien kleine Kreise ziehen. Danach können Sie die Übung noch einmal wiederholen.

Wichtig

Achten Sie auf langsames und bewusst geführtes Atmen, dies hält den Stresspegel niedrig.

Entspannungslinien über den Körper ziehen

Legen Sie sich auf den Rücken. Ziehen Sie dann in Gedanken eine entspannende Linie vom Kopf bis zu den Füßen. Beginnen Sie mit der Vorderseite, dann die Rückseite. Ziehen Sie eine Linie über die Köperseiten und zum Schluss mitten durch den Körper.

Übungsprogramm für tiefe Entspannung

Manchen Menschen fällt Abschalten besonders schwer. Sie greifen daher eher zu einer Zigarette oder zu einem Drink. Verspannungen lösen und die Nervosität ablegen und zur Ruhe kommen ist aber gerade dann notwendig, wenn Sie aus dem Gleichgewicht geraten sind, schlecht schlafen, gestresst oder traurig sind.
Befreien Sie sich durch dieses kleine Übungsprogramm von innerem Druck und Unausgeglichenheit.
Wichtig ist die Vorbereitung: Dehnen Sie sich ganz ausgiebig, und machen Sie ganz langsam ein paar Pendelschwünge und langsame Körperdrehungen nach rechts und nach links.

Rückenentspannungsübung

Diese Übung wird in der Schwangerschaftslage durchgeführt. Sie ist jedoch nicht nur für Frauen gut und entspannend.

Übungsprogramm

1
Händedruckübung im Kniestand
(→ Seite 63 f.)

2
Seitdehnung im Kniestand
(→ Seite 67)

3
Katzenbuckel
(→ Seite 69)

4
Rutschhalte
(→ Seite 69)

Sie liegen in der Bauchlage, den Kopf bequem seitlich aufgelegt. Legen Sie Ihre Arme angewinkelt nach oben ab. Ziehen Sie das rechte oder das linke Bein angewinkelt seitlich am Boden hoch. Einige Minuten entspannen, dann die Beinstellung wechseln.

Atementspannung im Liegen

Legen Sie sich in die Rückenlage, die Beine liegen nebeneinander. Unterstützen Sie den Rücken und Kopf mit einem oder zwei festen Kissen. Breiten Sie Ihre Arme seitwärts aus, die Handflächen zeigen nach oben. Entspannen Sie sich bei flacher Rückenlagerung für drei bis fünf Minuten.

Die wechselseitige Nasenatmung

Schließen Sie mit Ihrem rechten Daumen das rechte Nasenloch, und atmen Sie nur auf der linken Nasenseite ein und aus, insgesamt siebenmal. Wechseln Sie die Seite, atmen Sie ebenfalls siebenmal ein und aus.
Atmen Sie dann wechselseitig: Legen Sie dazu Daumen und Zeigefinger an die Nase. Schließen Sie das rechte Nasenloch, und atmen Sie auf der linken Seite aus und hier wieder ein.
Nach der Einatmung schließen Sie das linke Nasenloch und atmen auf der rechten Seite aus und wieder ein. Danach rechts schließen und links aus- und wieder einatmen. In diesem Rhythmus weiteratmen.

Wichtig

Langsam und ganz bewusst die Atmung führen.
Bei verstopfter Nase und auch zur Konzentrationsförderung hat sich die mentale (gedankliche) Ausübung bewährt.

Bewährt hat sich dieser Rhythmus: siebenmal auf der rechten Seite atmen und siebenmal auf der linken Seite, dann siebenmal wechselseitig.
Stehen Sie nach dieser Übung rückengerecht auf.

Anmerkung

Wenn Sie sich täglich einmal bewusst um ein verlangsamtes ruhiges Ein- und Ausatmen bemühen, wird sich auch Ihre gedankliche Tätigkeit beruhigen und das Gefühlsleben harmonisieren. Der richtige Atemrhythmus stellt sich dann ganz von selbst ein.

Sie sind es wert, gut und gesund zu leben

Wir leben zwischen zwei Extremen. Einerseits fühlen wir uns überfordert von zahllosen Verpflichtungen und chronischem Alltags- und Arbeitsstress, andererseits gehen wir unsere Freizeit oft zu lässig an, tun Dinge, die uns eher unterfordern und weder Aktivität noch Konzentration abverlangen. Kein Wunder, dass wir uns ausgelaugt und gelangweilt zugleich fühlen und immer unzufriedener werden. Auch die Zerstreuung im Konsum lässt uns vergeblich auf Erfüllung und Zufriedenheit hoffen.
Lebensqualität erfahren wir in dem tiefen Gefühl der Zufriedenheit, das

sich nach Erreichen eines hoch gesteckten Zieles einstellt, in der Erfüllung kreativer Leistungen oder in der Gemeinschaft mit Freunden. Entscheidend ist, dass wir uns gut fühlen, während wir etwas tun, das unsere Fähigkeit erweitert und uns hilft, unsere Persönlichkeit weiterzuentwickeln.

Das Leben ist zu kurz, machen Sie was daraus!

Das gute Gefühl, intensiv zu leben, entsteht, wenn wir unsere Fähigkeiten voll einsetzen, um vielleicht eine Herausforderung zu bestehen, die wir gerade noch bewältigen können. Überfordert uns eine Aufgabe, so reagieren wir erst frustriert, dann besorgt und schließlich ängstlich. Ist eine Anforderung eher zu leicht, bleibt man zwar entspannt, doch ist man gelangweilt. Teilnahmslos werden wir, wenn wir das Anforderungsniveau als zu niedrig für unsere Fähigkeiten einschätzen. Ein völliges Aufgehen in der Aktivität ist dann möglich, wenn die Herausforderung dem Können entspricht. Interessanterweise sind Situationen, die hohe Anforderungen an uns stellen und von Gefühlen der Konzentration, Kreativität und großer Befriedigung begleitet werden, im beruflichen Alltag eher anzutreffen als im privaten Rahmen.

Wenn die Ziele fehlen

Viele Personen klagen darüber, dass sie von Krankheitssymptomen meist am Wochenende überfallen werden. Fehlen Ziele sowie andere Personen, mit denen sie sozial verbunden sind, verlieren die meisten Menschen ihre Motivation und auch die Fähigkeit zur Konzentration. Die Stimmung sinkt, das Gedankenkarussell beginnt zu kreisen und richtet sich oftmals auf unlösbare, Angst auslösende Probleme. Da wir uns in solchen Momenten alles andere als gut fühlen, beginnt unser unterbewusstes Stimmungsmanagement, Zuflucht in Strategien zu suchen, die das Bewusstsein aufhellen sollen. Die Verdrängungsmaschinerie beginnt zu arbeiten, und Betäubungsstrategien haben Hochkonjunktur. Das sind zunächst einmal die kleinen, doch recht wirksamen Wege, die das Bewusstseinschaos zwar kurzfristig verringern, doch in den meisten Fällen recht schnell ein schales Gefühl der Unzufriedenheit hinterlassen.
Um ein gutes Gefühl, Freude, und Spaß zu haben, bedarf es einmal einer anfänglichen Investition an Aufmerksamkeit und zum anderen der »Antriebsenergie«, die uns in die richtige Richtung schiebt. Dies ist allerdings mit einem Energieaufwand verbunden, der nur von wenigen aktiviert wird. Infolgedessen ziehen viele die eher passive Freizeitgestaltung vor.
Deshalb: Aktivitäten, die den Einsatz von Können, Kenntnissen und Gefühlen verlangen und wenig Aufwand verlangen, können ebenso lohnend sein wie diejenigen, die umfangreiches Planen und viel körperliche Energie fordern.

Wie Sie dranbleiben

Anfangen ist eine Sache – dabeibleiben eine andere. Sobald Sie spüren, dass Ihre Beweglichkeit zugenommen hat und Sie den wohltuenden Effekt von Spannung und Entspannung spüren, wird Sie dies gewiss motivieren weiterzumachen.
Trotzdem werden sich wahrscheinlich Phasen einstellen, in denen man glaubt, dass alles nichts bringt. Situationen, in denen der Alltagsstress wieder hohe Wellen schlägt, werden auch den Rücken wieder stark belasten, und es kommt zu verstärkten Beschwerden. Sollte dies der Fall sein, wird es Zeit, vielleicht das Übungsprogramm zu ändern oder die Motivation unter die Lupe zu nehmen. Wichtig ist es deshalb, zu überlegen, wie Sie durch Ihr Training wieder in Schwung kommen.

- Schrauben Sie Ihre Erwartungen nicht so hoch! Von heute auf morgen lässt sich nicht viel erreichen. Vielmehr wird es so sein, dass die Beweglichkeit fast unmerklich zunimmt und Ihnen dies erst richtig bewusst wird, wenn Sie plötzlich Bewegungen ausführen können, die Ihnen vorher unmöglich waren.
- Hüten Sie sich vor Übereifer! Mehr Schaden als Nutzen handeln Sie sich ein, wenn Sie von sportlicher Untätigkeit ins andere Extrem fallen. Außerdem wird sich dabei Ihre Motivation am schnellsten erschöpfen. Gehen Sie bedächtig vor, beachten Sie die Tipps, und steigern Sie sich allmählich.
- Gestehen Sie sich immer wieder Ruhetage zu! Schwänzen Sie ruhig einmal die funktionellen Übungen, entspannen Sie sich aber dafür ganz bewusst. Nur das rückengerechte Bewegen aus der Rückenschule sollte wirklich täglich in Ihre Alltagsroutine eingebaut werden.
- Hören Sie bei ersten Anzeichen von Besserung keinesfalls mit dem Training auf! Es fällt viel schwerer, sich erneut zur Regelmäßigkeit aufzuschwingen.
- Nehmen Sie sich vor, sportliche Aktivität mit Freunden oder in einer Gruppe zu absolvieren! Es macht Spaß, man kann Erfahrungen austauschen und sich gegenseitig motivieren. Verschiedene Sportvereine, fast alle Krankenkassen und Erwachsenenbildungsstätten bieten im Normalfall Wirbelsäulengymnastik, Atem- und Haltungsschulung an.
- Wirbelsäulengymnastik kann ein Anfang sein, um wieder voll belastbar zu werden. Bleiben Sie deshalb nicht nur bei dieser Form von körperlicher Bewegung. Suchen Sie sich noch andere Möglichkeiten. Es gibt heute eine Vielzahl von Angeboten, in denen Sie sich bewusst bewegen lernen können. Den Anspruch der Ganzheitlichkeit erfüllt zum Beispiel Yoga, schnuppern Sie einmal in einen Kurs hinein. Außer wirbelsäulenfreundlichen Übungen finden Sie hier auch eine Vielzahl an Atem- und Entspannungsübungen, und es werden Ihnen so manche innerlichen Zusammenhänge (Körper – Geist – Seele) bewusst.

Über dieses Buch

Die Autorinnen

Barbara Spachtholz ist Yoga-, Gymnastik- und Meditationslehrerin sowie Atemtherapeutin. Seit 1992 ist sie als Koronartherapeutin und Übungsleiterin für Herzgruppen in Bad Griesbach und im Bereich der LAG (Landesarbeitsgemeinschaft für kardiologische Prävention) tätig. Sie gibt Seminare und ist erfolgreiche Autorin zahlreicher Gesundheitsratgeber u.a. zu den Themen Fitness & Gymnastik, Atemtherapie, Stressmanagement.

Ute St. Jean ist Diplom-Sportlehrerin und Yogalehrerin. Sie unterrichtet seit vielen Jahren Wirbelsäulengymnastik und Yoga und ist als erfahrene Gesundheitstrainerin in großen Firmen tätig, für die sie konzernweit Gesundheitsprogramme erstellt.

Die Fotografin

Annette Hempfling absolvierte ihre Ausbildung zur Fotografin an der Fachakademie für Fotodesign (Bayerische Staatslehranstalt für Photographie) in München. Seitdem leitet sie ihr eigenes Fotostudio in München (www.zeitlebens.de). Der Schwerpunkt ihrer Arbeiten liegt auf den Bereichen People und Stills.

Haftungsausschluss
Die Inhalte dieses Buches sind sorgfältig recherchiert und erarbeitet worden. Dennoch können weder die Autorinnen noch der Verlag für die Angaben in diesem Buch eine Haftung übernehmen.

Bildnachweis
Alle Fotos/Titelbild: Annette Hempfling, München, mit Ausnahme von: Helga Florian, Weiden: 22; MAURITIUS Die Bildagentur GmbH, Mittenwald: 12 (age), 30 (age).

Illustrationen:
Sascha Wuillemet, Icking: 10, 20

Impressum

Genehmigte Lizenzausgabe der Verlagsgruppe Weltbild GmbH, Steinerne Furt 67, 86167 Augsburg

Projektleitung: Friederike Lutz
Bildredaktion: Susanne Allende
Umschlag: X-Design, München
Layout: KL-Grafik-Design, München
DTP/Satz: Fischer's DTP-Studio, München
Reproduktion: P.O.M., Augsburg
Druck und Bindung: Offizin Andersen Nexö Leipzig GmbH, Spenglerallee 26–30, 04442 Zwenkau

Gedruckt auf chlorfrei gebleichtem Papier

Printed in Germany

ISBN 3-89604-948-8

2006 2005 2004
Die letzte Jahreszahl gibt die gültige Lizenzausgabe wieder.

Stichwortverzeichnis